発達が気になる子どもが小児科の専門外来を受診するとき

診察室で行われていること

柏木充 著

金子書房

はじめに

　本書を手に取ってくださりありがとうございます。筆者は，市中の公立病院に勤務している現役の小児科医です。小児科医の中でも神経発達症（発達障害）やてんかんなどを専門にしている小児神経科医です。小児科医，小児神経科医は，日頃から健診や発達の経過観察などの診療をしています。また，市中の公立病院ですのでアクセスもしやすく，様々なお子さんに接しています。この本では，発達が気になるお子さんが小児科の専門外来を受診した際，診察室でどのようなことが行われているのかということを中心にお伝えしたいと思っています。

　発達が気になるお子さんの保護者が小児科を受診してみようと思ったときや，学校の先生や心理職の先生がお子さんの保護者に小児科の受診を勧められるときに，小児科での診察はどのように行われているかということが実はあまりよくわかっておらず，不安なところがあるのではないかと感じています。本書を読んでいただくと，発達を専門にしている小児神経科医が，発達が気になるお子さんに対して，診察室でどのように診療をしていくのかが理解できるようになります。小児科を安心して受診できる橋渡しのきっかけとなれば幸いです。

　本書の特徴は，神経発達症として割と知られるようになりました「注意欠如多動症（ADHD）」や「自閉スペクトラム症（ASD）」以外に，「限局性学習症（SLD）」や「発達性協調運動症（DCD）」に関しても詳しく解説していることです。また，神経発達症のお子さんによく併存する，「起立性調節障害」や「チック症」に関して，さらに，現在大きな問題となっています「ゲーム・インターネット障害」や「不登校」に関しても，詳細に記載しています。小児科医が書いている神経発達症関連の本は多くない中，小児神経科医ならではの解説をしていますので，参考にしていただければと考えています。

　本書では，例として10歳の女の子Aさんを想定し，発達が気になるお子

さんが小児科の専門外来を受診する際，実際にどのような流れで診察や経過観察がなされていくのかを一つひとつお伝えしていきます。受診前，診察，検査，診断，治療・支援，連携などに分け，読者の方がわかりやすいようにとの思いを込めて書きました。章末には，受診から診断までの経過の中でのいろいろなトピックについて理解が深まるようなコラムを盛り込みました。コラムの題名を見て気になるトピックがありましたら読んでみてください。また，神経発達症について詳しく知りたい方への「小児科講座」も設けましたので，興味のある方はぜひページを開いてみていただけたらと思います。

　本書を読めば，まさしく題名となっている『発達が気になる子どもが小児科の専門外来を受診するとき──診察室で行われていること』の全体像が明らかになると思います。小児科への受診をしようか，または勧めようか迷われている保護者の方，学校や心理職の先生方にぜひ読んでいただければと思います。また，神経発達症の診察を始めてみようと考えている小児科医や神経発達症の子どもたちに関わる医療・福祉関係の方にも役に立つ内容だと考えていますので，手に取っていただければ幸いです。

　　　　2024年2月

　　　　　　　　　　　　　　　　　　　　　　　　柏木　充

目 次

第1章 受診にあたって　　1

第2章 初診　　20

第6章 神経発達症とよく併存して みられる疾患・問題　106

本書で用いる主な略語一覧

神経発達症・その他の疾患

ADHD (エーディーエッチディー)	Attention-Deficit/Hyperactivity Disorder	注意欠如多動症
ASD (エーエスディー)	Autism Spectrum Disorder	自閉スペクトラム症
DCD (ディーシーディー)	Developmental Coordination Disorder	発達性協調運動症
IDD (アイディーディー)	Intellectual Developmental Disorder	知的発達症
OD (オーディー)	Orthostatic Dysregulation	起立性調節障害
POTS (ポッツ)	Postural Orthostatic Tachycardia Syndrome	体位性頻脈症候群
SLD (エスエルディー)	Specific Learning Disorder	限局性学習症

検査

DN-CAS (ディーエヌ・キャス)	Das-Naglieri Cognitive Assessment System	認知処理過程の評価検査
M-ABC2 (エムエービーシー・ツー)	Movement Assessment Battery for Children Second Edition	協調運動の評価検査
MSPA (エムスパ)	Multi-dimensional Scale for PDD and ADHD	発達障害の要支援度評価尺度
WISC-V (ウィスク・ファイブ)	Wechsler Intelligence Scale for Children Fifth Edition	知能検査

診断基準・分類

DSM-5-TR (ディーエスエム・ファイブ・ティーアール)	*Diagnostic and Statistical Manual of Mental Disorders, 5th Edition Text Revision* 『DSM-5-TR 精神疾患の診断・統計マニュアル』	
ICD-10 (アイシーディー・テン)	*International Statistical Classification of Diseases and Related Health Problems, 10th Edition* 『ICD-10 疾病及び関連保健問題の国際統計分類』	

その他

DQ (ディーキュー)	Developmental Quotient	発達指数
IQ (アイキュー)	Intelligence Quotient	知能指数

第1章

受診にあたって

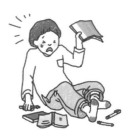

🔑 キーワード
神経発達症（発達障害），発達の専門外来，母
子手帳，発達検査，自由記載メモ

　発達などが気になるお子さんが小児科の発達の専門外来の受診に至るまでは様々な経過があるかと思います。また，小児科の発達の専門外来の受診に関して，不安や疑問を抱いている保護者も多いでしょう。この章では，小学4年生の10歳の女の子Aさんの例とともに，小児科の発達の専門外来を受診するまでの経過，そして，初診前の準備，初診から再診，その後ではどのようなことが行われているかの概要をお伝えします。

Aさんの様子…小児科の発達の専門外来を受診するまで

●就学前
　母親は，Aさんのこれまでを振り返ってみて，健診などでは特に問題ないと言われてきたものの，小さい頃に長時間の夜泣きがあり，食べ物の好き嫌いも多くて，癇癪（かんしゃく）を起こしていたことを思い出しました。ただ，そのほかには気になることはあまりありませんでした。また，ときに激しく怒ることもありましたが，基本的にはおっとりしているように感じていました。保育園でもこれといったトラブルもなく，担任の先生からも気になることは特にないと言われていました。

●小学校に入ってから
　小学校に入ってから気になることが少しずつ出てきました。特に，小学3年生になってから，母親が「宿題をやりなさい」と強く言った際，宿題が出されているのに「出されていない」と言い張って癇癪を起こす，

ときには教科書を放り投げる，宿題をやり始めるのに時間がかかる，いったんやり始めても途中で気が散って，終えるのに時間がとてもかかるといったことがありました。なかでも漢字ドリルを嫌がり，もともとドリルやノートの字はあまりきれいではありませんでしたが，画数の多い漢字でさらに目立つようになり，気になっていました。4年生の秋からは，宿題が終わらないときには「もう学校に行きたくない」と言うこともありました。また，宿題との関連ははっきりしませんが，ときには朝起こしても「眠い」とか「頭が痛い」と言ってなかなか起きてこないようなこともみられました。

●学級担任の話

　小学校の先生にも相談したところ，授業中の立ち歩きは1年生から今までもみられず椅子に座っている，正義感が少し強いところやこだわりが見え隠れするが，友人関係は特に問題なく，トラブルになることもあまりない，とのことでした。ただ，気になる点として，板書に時間がかかり，ノートの字もきれいではなく，漢字が苦手そうだということ，体育の授業を嫌がること（プールや運動会は嫌い），机の中が整理されていないことが挙げられ，「忘れ物が多い」とも言われました。そして，「自宅でも気になることがあれば，一度小児科を受診してみてもよいのではないでしょうか」と先生から伝えられました。

●家庭での話し合い

　母親が父親にも相談したところ，父親もAさんの癇癪が少し気になっていたこともあり，一度，小児科の先生の診察を受けてみようということになりました。

●小児科の受診に際して

　小児科を受診することになりましたが，どこの小児科を受診すればよいのか，飛び込みで受診してよいものか，受診したらいきなり何か診断されてしまうのではないかなど，少し不安なところもありました。小児科といっても，風邪などの際に診てもらっていた自宅近くの小児科（以

下，近医）の先生しか思い当たりません。朝起きにくくなっていることも心配なので，まずは顔見知りの小児科の先生を受診して，話を聞いてみようということになりました。

●近所の小児科にて

　母親は近医の先生に，本人が4年生の秋ごろから朝起きにくくなっていること，学校にも行きたくないと言ったり，宿題をするのに時間がかかり，うまくできないと癇癪を起したりするようなことを相談しました。先生からは，朝起きにくくなっているのは身体的な病気が隠れているかもしれない，今はときどき「学校へ行きたくない」と言うだけであっても不登校の兆しかもしれない，宿題に関して癇癪を起すことが多いことも気になるので，発達が専門の小児科の先生に診てもらったほうがよいとの判断を受けました。近医の先生は，「診てあげたいですが，自分の専門はアレルギーなので，よく診察依頼をする発達を専門にしている小児科の先生に紹介状を書きますよ」と言いましたが，いったん父親と相談することにしました。先生からさらに，「病院のホームページに案内があれば，そこの小児科の先生がどのような分野を専門としているのか，発達の専門外来があるかなどが確認できますよ。受診するしないを決めるにしても，気になった病院の小児科に直接電話していろいろ聞くとよいと思います」とも言われました。

●再び家庭での話し合い

　母親は父親に，近医の先生から「発達を専門にしている小児科医に診てもらうのがよい」と言われたことを伝えました。病院のホームページを見て発達を専門にしている小児科医がいるかを調べたり，日本小児神経学会のホームページにある発達障害診療医師名簿などを調べたりしました。結局，近医の小児科の先生がよく依頼している，発達を専門にしている小児科の先生（筆者）がいる病院がよいということになり，受診相談の電話をかけました。その際，紹介状の有無を聞かれました。200床以上の病院を紹介状なしに受診した場合，選定療養費（「初期の治療は地域の医院やかかりつけ医で，高度・専門医療は200床以上の病院で

行う」という医療機関の機能分担を目的に設定された制度）がかかることもあり，紹介状を書いてもらうことにしました。2024年1月現在，初診は2カ月待ちなので，早い受診を希望するのであれば，なるべく早く紹介状を書いてもらい，病診連携（近隣の診療所や病院と役割を分担し，患者さんを紹介しあう仕組み）をして初診の予約をするようにとの話がありました。

●再び近所の小児科にて

　母親は，紹介状を書いてもらいに近所の小児科に行きました。とはいえ，母親は発達外来を受診することに少しとまどいがありました。顔見知りの先生だったので，「発達外来を受診するのはどう思われますか」と再度尋ねました。先生は次のように言いました。

　「Aさんは，今はまだ学校に行けていますが『行きたくない』と言っていますし，実際，朝も起きにくくなっています。診断がつくかもしれないけれどもついてほしくない，ついたらどうしよう——など，いろんな複雑な思いがあるかもしれないですが，ご両親ともAさんの今の状況が気になっており，心配されています。受診して何かわかることで，この状況の改善の糸口が見つかる，公的なサポートを受けることができる，今の状況がさらに悪くなるようなこと（二次障害）を防ぐことができるといった可能性があるのではないでしょうか」

　母親は先生の言葉を聞いて，やっと受診の決心がつきました。病診連携を通すと，キャンセルが出たとのことで2週間後に初診の日が決まりました。

（⇒第2章「Aさんの様子…問診票」に続く）

　筆者が勤務する病院では，発達等が気になるお子さんが受診を希望される場合，初診は時間がかかりますので，小児科で設定している発達の専門外来の初診枠への受診を案内しています。その際，初診時に準備していただく次のものを案内しています。

初診前の準備

初診時に持ってきていただきたいものは①〜③の3つと，そのほかに必要であれば④です。

① 母子手帳

② 発達検査の結果（受診前に受けていたら），学校で使用しているノート

③ 自由記載メモ（箇条書き）

④ お子さんが待ち時間を過ごすのに役立つアイテム

① 母子手帳

必ず持ってきていただきたいのが**母子手帳**です。診察前に記載していただく問診票の発達の経過の質問や周産期の質問に答える際に役に立ちます。

② 発達検査の結果，学校で使用しているノート

そのほかには，受診前に地域の保健センターや学校で**発達検査**（多くは新版K式発達検査で，ときにWISC-Ⅳ / Ⅴ［ウィスクフォー／ファイブ］の知能検査）等を受けられていた場合，その結果を持ってきていただけると助かります。検査の結果を提出してもらえなかった場合，「病院から受診の際に持ってくるよう言われた」と伝えると，スムーズに渡してくれることがあります。検査の結果が複数ある場合，一番知りたいのは直近の結果ですが，可能であれば，経過がわかるようにすべての結果を持ってきてください。また，これも可能であれば，**学校で使用しているノート**を持ってきていただいています。実際に使用されているノートをみると，書字に関しては，どのような字を書いているか（枠内に収まっているか，形，筆圧，始めから終わりまでの文字の乱れ），学年相応の漢字が書けているか，授業を理解して集中して聞けているかなど，いろいろなことがわかります。

③ 自由記載メモ（箇条書き）

自由記載メモは，お子さんの気になるところ，今までの経過（小さい頃か

ら現在までを時系列で），受診の理由，ご質問などを自由に記載していただくものです。小児科での診察の待ち時間に書いていただくこともありますが，受診に先立って，ご自宅で時間に余裕があるときに書いて，当日持ってきていただくほうがさらによいでしょう。これまでの経過をたずねられ，「そういえばこんなこともあったな」などといろいろなエピソードが思い出されると思いますが，あらためて文章にすることで，保護者にとっても，気になることや心配なことの問題点が明確になります。

その際，**箇条書き**にしていただくことも重要なポイントです。論点がより明確になり，医師側も的確に回答しやすくなるメリットがあります。また，口頭よりも文字で伝えていただくほうが，お子さんの細かい状況を短い時間でも適切に把握したり，あとで見返したりすることもできます。自由記載メモは，小児科の発達外来を受診される際にはぜひ提出していただくことをお勧めします。

④ お子さんが待ち時間を過ごすのに役立つアイテム

病院というのはとにかく時間がかかるところです。自分が患者として診察を受けると身に染みて感じます。神経発達症の診療ではいろいろなことを網羅的に聞く必要があります。口頭でのやりとりではさらに多くの時間がかかってしまうため，保護者には問診票や質問紙などに記入して回答いただいています。その際にお子さんが暇を持て余すことがないよう，待ち時間のためのアイテムを持ってきていただくとよいと思います。このごろは携帯ゲーム機を持ってきているお子さんも多く見かけます。診察に呼ばれた際に，「いいところだったのに……」といってご機嫌斜めで診察室に来られるお子さんや，なかにはゲームを続けながら来られるお子さんもいます。待ち時間を過ごすのに役立ち，かつ診察に呼ばれた際にはパッと切り替えられるようなアイテムが望ましいですが，もしそのようなアイテムがあればぜひ教えていただきたいと思います。

次に，実際の初診から再診，その後ではどのようなことが行われているかの概要を示します。

初診

　病院によって異なりますが，筆者の発達の専門外来の初診では，主に次の3つのことをします。

① 心理士の先生が行うMSPAによる問診（約60分）

　まず，心理士の先生に**MSPA**［エムスパ］（発達障害の要支援度評価尺度：診断ではなく支援を目的として開発された，日本生まれの新しい発達障害の評価尺度）[1]を用いて問診を行います。

② 問診票や質問紙，自由記載の回答（約45分）

　MSPAと重なるところもありますが，さらに**問診票**や**質問紙**へも回答してただきます。

③ 問診と診察（約60〜90分）

　お子さんの**診察**と保護者への**問診**や相談後に，ある程度まで診断がつくことが多いと思います。診断がつかないこともあるのかと問われれば，もちろんそのようなこともあります。ただ，発達外来をわざわざ受けにくるという「何か」があるお子さんが大半ですので，診断がつく場合が多いことは紛れもない事実です。

　初診は3〜4時間かかります。基本的には，診断がつくのかつかないのか，つくのであれば何の診断がつくのか，その理由はなんであるのかということを知りたい保護者が多いと思います。診断がつく場合には，そのほかに様々な要望を受けます。「いろいろなことに困っているけれども，その対応（環境調整）はどのようにしたらよいのか」「療育などを受けるため（放課後等デイサービスに行くため，支援を受けるため，学校に提出を求められているため），診断書が書けるのであれば書いてほしい」などがあります。できることには対応しますが，診断に関しては，さらなる検査や経過を見て判断し

ないとわからない場合や情報が足りない場合もありますので，その際にはそうお伝えしています。

　また，初診の際の注意事項（筆者の病院以外も含めて）として次のことが挙げられます。

- 開始時間が決まっている場合，遅れないように病院の所在地や交通手段をよく確認しておかれるとよいでしょう。
- お子さんが長時間待つのが苦手で走り回ってしまったりする可能性がある場合は，どこで過ごすのがよいのか，病院に事前に聞いておくとよいでしょう。
- 初診をどのようにしているかは病院によって違いますが，発達障害の初診には時間をかけないとわからないことがたくさんあります。受診当日は，診察時間が延びることは十分に考えられますので，診察の後の予定は入れずに余裕をもって受診していただくとよいでしょう。
- お子さんの体調が悪いと，ふだんの行動や様子が伝わりにくくなります。予約日に体調が悪い場合は，早めに窓口に相談していただくとよいでしょう。

　初診後は，さらなる検査，診察，判断や診断の確認，そして経過を診ていくという流れになっています。

再診

　初診の後は，再診までに必要とされる検査（知能検査など）を行い，約1〜2カ月後の期間で再診となることが多いです。MSPAの結果や欠けていた情報の確認をし，複数の検査の結果を総合的に説明します。初診で診断がつく人はつきます。ただし，知能に関しては検査を行わないとわからないこともあります。例えば，初診時には「知能は微妙だが問題はなく，問診などから読み書きの問題が見受けられ，発達性ディスレクシア（dyslexia: 限局性学習症［学習障害］のひとつのタイプとされ，全体的な発達には遅れはないのに文字の読み書きに限定した困難がある疾患）の診断の可能性が高い」

と判断されたお子さんが，その後の知能検査により，「読み書きの問題はディスレクシアではなく，知能が低いことによる」と判明することがあります。よって，初診後のさらなる情報や検査結果から判断し，できる場合には確定診断を行い，今後の方針の相談をします。限局性学習症に関しては，限局性学習症を判断するさらなる検査が必要であり，希望があればその検査の予約を行います。

　また，対応（環境調整）後のお子さんの様子や，療育や支援や放課後等デイサービスなどを開始されていればその様子，初診時に聞きそびれたことや初診後の経過なども確認をし，さらなる変化などを聞き取ります。診断が確定されると，学校における環境調整も視野に入れ，学校との連携が必要になってきます。環境調整以外の対応が早急に必要で，保護者も含めて本人も望んでいる場合，疾患にもよりますが，薬剤療法も考慮される場合があります。

その後

　医療機関以外の機関のサポートや連携などにより，本人が生活しやすくなることもあります。環境調整が有用であればそれを継続し，うまくいかなければ別の対応方法を考え，それでも難しければ，さらなる薬剤療法なども考慮されます。その後は，環境調整や薬剤療法が有用であれば一定期間続けていくことになります。

コラム ① — 気づく

　神経発達症（発達障害）の特性に最初に気がつくのは，やはり保護者が多いようです。どのようなことに気づくのでしょうか。「発達がゆっくり（遅れている）」「言葉が遅れている」「指示が入りにくい」「集団行動が苦手」「癇癪を起こすことが多い」「とても神経質」「場面の切り替えが苦手」など具体的に気になる場合もあれば，何か違和感を持っていたり，育てにくさを感じていたりする場合もあるでしょう。健診の現場で「少しゆっくりめですね」などと言われることもありますが，特に何も言われないまま小学校に入学することもあります。また，特性があったとしても，「個性の範疇だろう」「そのうちよくなるだろう」と考える場合や，ほとんど気がついていない場合もあります。神経発達症の診断がついたお子さんの保護者は，お子さんが小さい頃にどのようなことを感じていたのでしょうか。

●神経発達症の診断がついた子どもの保護者は，子どもが小さい頃にどのようなことを感じていたのか

　6歳以上のお子さん119名の保護者のアンケートの結果[1] を紹介します。診断は，自閉スペクトラム症（ASD）が79名（注意欠如多動症［ADHD］併存も含む。37名は知的発達症［IDD］も含む可能性が高い），ADHDが34名，IDDが6名でした。「乳幼児期の育て難さがあった」のは102名（85.7％）で，育て難さの内容は，「集団行動が苦手」「ことばが遅かった」「場面の切り替えが苦手」「家族が子どもの状況を理解しない」「子どもの育て方を責められる」でした。育て難さがなかった17名（14％）では，学校に入学してから初めて行動上・学習上の問題が明らかとなり，高学年になって診断されることが多かったようです。

　「神経発達症を疑った時期」は，3歳6か月児健診より前が55名（46.2％），就学前までは90名（75.6％），小学校入学～3年生が23名（19.3％），4～6年生が6名（5.0％）でした。

　「診断時期」は，3歳6か月児健診までが28名（23.5％），就学前までが59名（49.6％），小学校入学～3年生が41名（34.5％），4～6年生が11名（9.2％），中学生以上が4名（3.4％）でした。未記入は4名でした。

　「乳幼児健診での指摘や助言」は，1歳6か月児健診で19名（16.0％），3歳6か月児健診で21名（17.6％），両方の健診で2名（1.7％）であり，3歳6か月児健診までに何らかの指摘や助言を受けたのは35.3％でした。実際，幼児期に育てにくさがあったとしても，すぐには神経発達症の診断に結びつきません。特に，言葉の遅れがない，症状や支障が診断までに至らないグレーゾーンで診断確定が難しい，集団生活が始まってから初めて異常に気づかれるような場合は診断が遅れます。他に，

保護者は遅れをうすうす感じつつも，診断はついてほしくないと思うことがあります。健診で指摘や助言がなかったのは54名（45.4％），指摘はないが自ら相談したのは23名（19.3％）でした。

　保護者の困難は，「子育てがとてもつらいと思ったことがある」が77名（64.7％），「さまざまな行動への対応の仕方がわからない」が65名（54.6％），「就労支援や将来の仕事の不安である」が53名（44.5％）でした。本人の困難は，「自分の感情の表現やコントロールが苦手」が75名（63.0％），「対人関係のスキルが年齢相当に身に付かない」が73名（61.3％），「社会的な常識や判断のスキルが身に付かない」が69名（58.0％），「物の片付けや習慣のスキルが身に付きにくい」が65名（54.6％），「こだわりや気持ちの切り替えが悪い」が62名（52.1％）でした。

　"気になるという段階からの支援"が重要です。このためには，地域の保育園や幼稚園，また乳幼児健診の現場での，神経発達症に対するさらなる理解が必要と感じています。では，気になるお子さんがいた場合，どうすればよいでしょうか。

●小児科医は，神経発達症のお子さんに最も早く接する医師

　小児科医は，健診などで神経発達症のお子さんに最も早く接することが多い医師であり，神経発達症の早期診断において大きな役割を担っています。日本では，神経発達症の「診断を確定する」のは医師であり，「診断の確定」の専門機関は病院です。子どもの発達に関わっている看護師，保健師，保育園・幼稚園や小学校の先生，心理士等であれば，少し多動の可能性があるということの判断や評価をすることはできます。ただ，「可能性があるかもしれないと判断する」ことと「診断を確定する」こととは別のことであり，「診断を確定する」医師は大きな責任を持ちます。気になるお子さんがいた場合には，まずはお近くの小児科医に相談されることをお勧めします。診断も重要ですが，医師に最も求められているのは，生活上の困難さを見極め，その状態を改善する関わり方や対応を明らかにすることです。診断が確定しなくても，お子さんに合わせた療育的な対応を周囲の大人がすることは，お子さんにとって有益だと考えます。

参考文献
1) 安由すみ江・後藤麻美・加村 梓（2012）発達障害を持つ児の保護者の育児上の困難さに関する調査．小児保健研究, 71, 495-500.

　発達が気になって小児科を受診された保護者から，健診で「発達がちょっとゆっくりですね（遅れていますね）」と言われ，しばらく保健センターなどで経過をみられていたと聞くことがあります。

　「発達」には大きく分けて運動発達と精神発達があります。さらに運動は粗大と微細，精神は言語と社会性に分かれます。運動発達も精神発達も相互に関連しているので明確に分けられないところもありますが，「発達の遅れ」の発達が運動発達なのか精神発達なのか両方なのかの視点も大切です。例えば，生後4か月では，首の座りが完了し，追視（動いているものを目で追いかける）ができるようになり，あやすと声を出して笑うようになります。4か月健診でいずれか1つでも達成していない場合は，発達の遅れを疑うことになります。

　「遅れ」ですので，いずれ追いつくといったニュアンスで受け止めている保護者がおられます。「乳幼児の頃に発達の遅れを指摘されたけれども，わが子なりに発達はしてきているので，いずれその遅れが縮まり追いつくだろう（追いついてほしい）」と考えられています。ただ，わが子が発達している期間に，周りのお子さんも発達しています。現実をいいますと，遅れがあったお子さんは，周りのお子さんの発達に追いつこうとすると，周りのお子さんが発達するスピードよりも速いスピードで発達しなければ，理論的には周りのお子さんの発達へ追いつくことはできません。例えると，身長の低い（身長の伸びが遅い）お子さんが，平均の身長に追いつこうとすると，平均の身長のお子さんの身長の伸びよりもさらに伸びなければ平均の身長に追いつくことはできません。また，身長の伸びは男子であれば18歳

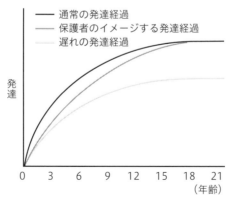

図1 ● 発達経過のイメージ

ぐらいで止まることが多いですが，身長が低いお子さんでも同じ時期に身長の伸びが止まります。身長の伸びが遅かったので22歳まで身長が伸びるというわけではありません。よって，18歳で身長が低い状態で身長の伸びはなくなるという結果になります。身長と発達は違いますが，成長という捉え方では同じような経過をたどります。よって，「発達の遅れ」があるということは，前述のような側面があるということを理解していただくようにしています。

　もちろん，乳幼児の頃，発達の遅れ，知能指数の低さを指摘されたけれども，成長するにつれて遅れが目立たなくなることや知能指数が心配なくなったお子さんもおられますが，そのような経過をたどるお子さんは少なめです。発達の遅れがあるお子さんの多くは，図1に示す「遅れの発達経過」をたどりますが，「保護者のイメージする発達経過」をたどることを思い描いている保護者も一定数おられます。

コラム
③ そもそも「神経発達症（発達障害）」とは？

　保護者がわが子の「発達が気になる」場合，医学的に判断すると，そのお子さんは，「神経発達症（発達障害）」の可能性があるかもしれません。この「神経発達症（発達障害）」という用語は，一般社会にも認知されつつありますが，正確な理解がされていないと感じることがあります。神経発達症は，具体的にどのような疾患を指すのでしょうか。「法律（支援法）」と「医学（診断分類）」ではどのような疾患を指すのかの定義が異なりますので，注意が必要です。

●法律の定義

　発達障害者支援法（平成17年施行）において，発達障害は"脳機能の障害であってその症状が通常低年齢において発現するもののうち，世界保健機関（World Health Organization: WHO）が作成した『疾病及び関連保健問題の国際統計分類』（*International Statistical Classification of Diseases and Related Health Problems: ICD*）の第10回改訂，ICD-10（2013年発行）[1]における「心理的発達の障害（F80-F89）」及び「小児〈児童〉期及び青年期に通常発症する行動及び情緒の障害（F90-F98）」に含まれる障害"と定義されます。

表1 ● 発達障害者支援法における発達障害にあてはまる疾患名（→はDSM-5-TRにおける疾患群・名）

ICD-10

F8　心理的発達の障害
F80 会話および言語の特異的発達障害
F81 学力の特異的発達障害（→限局性学習症）
F82 運動機能の特異的発達障害（→発達性協調運動症）
F83 混合性特異的発達障害
F84 広汎性発達障害（→自閉スペクトラム症）
F88 他の心理的発達の障害
F89 特定不能の心理的発達障害
F90-F98　小児期および青年期に通常発症する行動および情緒の障害
F90 多動性障害（→注意欠如多動症）
F91 行為障害（反抗挑発症など）
F92 行為および情緒の混合性障害
F93 小児期に特異的に発症する情緒障害（分離不安症など）
F94 小児期および青年期に特異的に発症する社会的機能の障害（場面緘黙，反応性アタッチメント症，脱抑制型対人交流症）
F95 チック障害（→チック症群）
F98 通常小児期および青年期に特異的に発症する他の行動および情緒の障害（児童期発症流暢症［吃音］など）

具体的な疾患名は表1のとおりです。ICD-10においては，知的障害は「精神遅滞［知的障害］(F7)」に分類されるので，発達障害者支援法の定義に含まれていません。知的障害は知的障害者福祉法等の他の法律により，

表2 ● 神経発達症群の代表的な疾患群と疾患名

DSM-5-TRの疾患群と疾患名
知的発達症群（知的発達症［知的能力障害］）
コミュニケーション症群（児童期発症流暢症［吃音］）
自閉スペクトラム症
注意欠如多動症
限局性学習症
運動症群（発達性協調運動症・チック症群［トゥレット症］）
他の神経発達症群

すでに法的な対応措置を講じられてきた背景があります。

● 医学の定義

　医学で「発達障害」という診断名は存在しません。ICD-10におけるF80-F89，F90-F98は，米国精神医学会が作成した『精神疾患の診断・統計マニュアル』（*Diagnostic and statistical manual of mental disorders: DSM*）の第5版，DSM-5（2013年発行）[2]における「神経発達障害」（Neurodevelopmental Disorders: NDD），およびDSM-5のText Revision（本文改訂），DSM-5-TR（2021年発行）[3]における「神経発達症」に相当します。よって，医学では「神経発達症」が法律で定める「発達障害」に相当します。

　DSM-5-TRにおいて，「神経発達症」は，"発達期に発症する疾患で，障害は典型的には発達期早期，しばしば就学前に明らかとなり，個人的，社会的，学業，または職業における機能の障害を引き起こす発達の欠陥あるいは脳内プロセスの差異により特徴づけられる"と定義されます。「神経発達症」の具体的な疾患名は表2のとおりです。「神経発達症」には知的発達症（知的障害）が含まれます。

＊　　　　　　　＊

　法律の定義である発達障害者支援法では「発達障害に知的障害は含まれていない」こと，医学の定義であるDSM-5-TRでは「神経発達症に知的発達症（知的障害）は含まれる」ことを理解する必要があります。

参考文献
1) 融 道男・中根允文・小見山 実・岡崎祐士・大久保善朗（監訳）(2005) ICD-10 精神および行動の障害——臨床記述と診断ガイドライン. 医学書院, pp.243-298.
2) 染矢俊幸・神庭重信・尾崎紀夫・三村 將・村井俊哉（訳）(2014) 神経発達症群／神経発達障害群. American Psychiatric Association（原著）, 日本精神神経学会（日本語版用語監修）, 高橋三郎・大野 裕（監訳）DSM-5 精神疾患の診断・統計マニュアル. 医学書院, pp.31-85.
3) 染矢俊幸・神庭重信・尾崎紀夫・三村 將・村井俊哉・中尾智博（訳）(2023) 神経発達症群. American Psychiatric Association（原著）, 日本精神神経学会（日本語版用語監修）, 高橋三郎・大野 裕（監訳）DSM-5-TR 精神疾患の診断・統計マニュアル. 医学書院, pp.35-97.

神経発達症（発達障害）の捉え方の難しさ

神経発達症（発達障害）は捉えにくい部分が多々あります。その原因として，神経発達症が持つ独特の特性・特徴により，どのような疾患であるかが理解しづらいことがあります。具体的には以下のような点が挙げられます。

①「発症」という概念があてはまりにくい

何かのきっかけで今まで見られなかった症状が発症すれば疾患として捉えやすいですが，神経発達症の特性は基本的に生まれたときから認めていますので，特定のある時期に発症したとは認識しにくいです。もちろん，神経発達症でも環境の急激な変化により特性が突然顕在化し発症したと感じる場合もあります。神経発達症は「発症」ではなく，「特性」や「個性」という視点で捉えるほうが実像をより正確に理解できると考えます。

② 特性や支障の境界が明確ではない

「特性」も「支障」も「スペクトラム（連続体）」であり，どこからが「特性」で「支障」なのか境界が明瞭ではないのです。よって，診断がつくかつかないかの境界も明瞭ではなく，診断と診断閾値以下（グレーゾーン）の境界も明瞭ではありません。

③ 診断がつく・つかないが変化する

神経発達症は，「特性」によって生活に「支障」をきたす場合に診断されます。神経発達症の診断がつけば一生その診断を背負っていくような印象を受けるかもしれません。「特性」は大きく変わりませんが，自分なりの対処方法や周りの環境の変化により「支障」がなくなれば，医学的な診断はつかなくなることがあります。反対に，ある状況下で「支障」が出てくると，今までついていなかった診断がつく可能性もあります。

④ 診断がつく時期が一定でない

同じ神経発達症の特性でも，明確になる時期は個人の重症度や環境要因により異なり，診断がつく時期も一定ではありません。注意欠如多動症（ADHD）は4歳以降，限局性学習症（SLD）は小学1年生の10月以降，発達性協調運動症（DCD）は5歳以降でないと確定診断はつきにくいです。重度であると低年齢でも診断がつく疾患がある一方，ある年齢に達しないと診断が確定できない疾患もあります。

⑤ 他の神経発達症の併存が多い

神経発達症は，他の神経発達症と併存することが多く，単独のみの診断はむしろ多くありません（図2）。複数の特性や問題が同時期

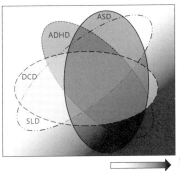

知的発達症（IDD）あり

図2 ● 神経発達症の関係

に現れる場合もあれば，経過とともに現れてくるものもあり，多様です。

表3 ● 症状と疾患特性

	ASD（自閉スペクトラム症）	ADHD（注意欠如多動症）
視線を合わせない	非言語性行動の価値・ルールが身についていない	注意を向けること，注意の持続が難しい
こだわりが強い	興味の限定，変化を嫌う傾向（想像力）	過集中や興味への没頭
感覚過敏	感覚過敏・鈍麻が起きやすい	衝動性でちょっとした感覚刺激に反応する
空気がよめない	社会性や共感性のなさ	衝動的な言動，反省するがまたやってしまう
集団の輪に入れない	他者への関心が薄く，関わりを持とうとしない	自分の関心のあることに熱中してしまう
動き回る	常同的な行動	落ち着きのなさ
キレやすい	正当性，規則性にこだわり，それに反する状況で感情が爆発する	衝動性のため感情のコントロールが困難

⑥ 症状が同じようでも疾患（特性）が異なる場合がある

　特性は疾患により異なりますが，表出される症状は似ているため，どの疾患の特性による症状であるかの見極めが必要です。異なる疾患の異なる特性が重なりあって一連の症状が強く出ている場合があります[1),2)]（表3）。

⑦ 精神疾患の併存率が高い

　神経発達症以外のうつ病や不安障害などの精神疾患の併存率も高く，ある症状が神経発達症によるものか精神疾患によるものか，両方によるものか，判断が難しいところがあります。

⑧ 特性が隠れてしまうことがある

　知的水準が高い場合，特性が気づかれにくい傾向にあります。また，ある特性が明確な場合に他の特性がわかりにくくなる場合があります。

⑨ 個人差が大きい

　一人ひとりの疾患特性の出方にも強弱があり，同じ個人でも成長や周りの環境の変化によって，支障の出方も様々に変化します。例えば，ADHDと診断がついているお子さんが，小学1年生のときは担任の先生ともクラスの友人とも相性が合い，学校で大きな問題はありませんでしたが，2年生では担任の先生とも友人とも相性が合わず，授業中に立ち歩いたり，妨害したり，飛び出したりと多動・衝動性が顕在化することがあります。また，他の神経発達症や精神疾患（うつ病等）の併存の有無でも違いが大きいです。ADHDと診断がついていても，ADHDだけの診断か，ADHDのほかにASDの診断もついているのかで，受ける印象は全く異なります。

⑩ 1人目の子は気づきにくい

　1人目のお子さんは保護者にとっても初めての子育てとなります。その場合，小さい子どもがどう育っていくかの目安を判断する経験が乏しく，自分の子どもの問題の有無もよくわからない場合があります。1人目の発達経過は問題ないと思っていたけれども，2人目が生まれ，1人目と2人目の発達経過が違うことで気がついたという話も聞きます。

⑪ 子どもが1人だと気づきにくい

　子どもが1人の家庭では，保護者の目が届きやすく，家庭での人間関係も親子関係だけに絞られています。神経発達症では，集団生活において問題がみられることも多く，お子さん1人の家庭生活ではよくても，家庭以外の集団生活では問題が出てくることがあります。また，きょうだいがいると家庭での人間関係も複雑になり，きょうだい関係をどう構築するかという視点でお子さんの発達を見ることが可能となり，問題がある場合には，気がつきやすくなります。

⑫ 就学前は集団生活でも気づきにくい

　小学校に入ると集団学習で授業が行われ，年齢的にも神経発達症の問題が浮かび上がりやすくなります。就学前は，集団生活とはいえ，決まりごとなども厳しくなく，問題が見え隠れしていても浮かび上がりにくいといえます。なお，幼稚園は文部科学省所管の学校教育施設，保育所（園）は厚生労働省所管の児童福祉施設という違いがあり，幼稚園のほうが小学校により近い環境です。小学校で問題が浮上した場合に就学前の様子を聞くと，保育園より幼稚園のほうが問題を指摘されている率が高い印象です。環境の違いも大きいと感じています。

参考文献
1) 野村健介 (2014) 自閉症スペクトラム障害に併存するAD/HDにいかに対応するか. 臨床精神医学, 17, 1257-1264.
2) 今村 明 (2014) おとなの発達症のための医療系支援のヒント. 星和書店, p.33.

初診

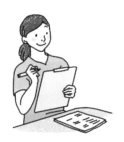

🔑 キーワード

MSPA，問診票，質問紙，自由記載メモ

　いよいよ受診当日です。この章では，筆者の病院で初診時に医師の診察の前に実施している，①**MSPA**と②**問診票**や**質問紙**，**自由記載メモ**について紹介します。

MSPA

　第1章のとおり，筆者の病院では問診の一環として，心理士の先生が保護者とお子さんに**MSPA**（エムスパ）Multi-dimensional Scale for PDD and ADHD: 発達障害の要支援度評価尺度[1]）を実施します。MSPAは，診断ではなく支援を目的に生活現場でのニーズを重視して開発された，日本生まれの新しい神経発達症の評価尺度です。

　当事者や保護者からの生活歴の聴取を通して，神経発達症の特性について，「コミュニケーション」「集団適応力」「共感性」「こだわり」「感覚」「反復運動」「粗大運動」「微細協調運動」「不注意」「多動性」「衝動性」「睡眠リズム」「学習」「言語発達歴」の14項目から多面的に評価します。各項目での結果を特性チャートにまとめることで，神経発達症の特性や支援が必要なポイントを視覚的に捉えられるようになっています。

お子さんについてのアンケートです。<u>下線部</u>に記入するか項目を選び〇をつけてください。

性別：(男・(女)) 名前：＿＿○○○○＿＿　記入日：令和　X　年　X　月 X 日

生年月日：((平成)・令和　△ 年 △ 月 △ 日　年齢：＿10＿歳　学年：＿＿4＿＿年生

・利き手について　：((右)・左・両方) 利き手の矯正：((無)・有)　(有の場合，誰ですか＿＿＿＿＿＿)

　　　　　　　　　祖父祖母含めて家族に左利きが ((無)・有・不明)

・出産について　　：誕生 38 週 2 日（予定日は40週0日）出生体重＿2358＿g

　　　　　　　　　分娩((自然)・吸引・帝王切開) 出生後の問題 ((無)・有)（有の場合：仮死・保育器・黄疸)

・健診について　　：4か月健診での問題 ((無)・有・不明 (未健診)) 1歳半((無)・有・不明) 3歳 ((無)・有・不明)

　　　　　　　　　（健診で何か言われたことがあった場合の内容＿＿＿＿＿＿＿＿＿＿＿＿)

　　　　　　　　　首がすわった ＿4＿ か月　お座りができるようになった ＿10＿ か月　指差しをした ＿11＿ か月

　　　　　　　　　一人歩きができた ＿17＿ か月　意味のある言葉（ブーブー，ママなど）を言った ＿12＿ か月

　　　　　　　　　二語文（これちょうだい，パパきたなど）を言った ＿24＿ か月

・小学校入る前に文字（絵本など）に興味を持っていましたか？ (はい・(いいえ))

　　　（はいの場合，どんな絵本を読んでいましたか？＿絵本は好きで絵をよく見てました＿)

・運動や器用さについて

　　　　　　　　運動 ((苦手)・普通・得意)　　　　　　　器用さ ((不器用)・普通・器用)

　　　　　　　　（運動で苦手なこと＿ダンス，ボール，とび箱＿ 不器用なこと＿細かい作業＿)

各項目について，同年代と比べて，「普通にできる」「苦手（下手）」「昔，苦労した」から選び〇を付けてください。

	①スキップ	②ボタン	③はし	④はさみ	⑤蝶々結び	⑥折紙	⑦鉛筆の持ち方	⑧書字	⑨鉄棒	⑩水泳	⑪縄跳	⑫球技
普通にできる		〇		〇		〇						
苦手（下手）	〇				〇			〇	〇	〇	〇	〇
昔，苦労した			〇									

・健康状態について

　　　　今までかかった病気（アレルギーなども含む）：（＿＿＿＿＿＿＿＿＿＿＿＿）

　　　　熱でのけいれんなど：((無)・有)（有の場合：回数＿＿回＿＿＿＿＿＿歳のとき)

　　　　視力：右 A 左 A （眼鏡 有・(無))・聴力（入学時の異常(無)・有)（有の場合＿＿＿＿＿)

・性質について

　　　　落ち着き：((有)・無)　　　気が散ること：((有)・無)

　　　　人づきあい（友だち関係）：((上手)・下手)　頑固さ：((有)・無)　何かに固執すること：((有)・無)

・勉学について

　　　　勉強：(得意・(普通)・不得意) 計算は得意です

　　　　得意科目がある場合　：(国・(数)・理・社・体・図・生活・音・他＿＿＿＿＿)

　　　　不得意科目がある場合　：((国)・数・理・社・(体)・図・生活・音・他＿＿＿＿＿)

　　　　本読み：(すらすら読める・(普通)・たどり読み)　　漢字：(得意・普通・(苦手))

　　　　計算：((得意)・普通・苦手)　　　図形：(得意・(普通)・苦手)

・習い事について（習っているもの（スポーツも含む）・何歳から・週に何回・1回の時間を書いてください）

　　　　習っているもの　　歳〜 週の回数 1回の時間　　習っているもの　　歳〜 週の回数 1回の時間

　　　　①＿＿＿＿＿歳〜 ＿回 ＿時間　②＿＿＿＿＿歳〜 ＿回 ＿時間

　　　　③＿＿＿＿＿歳〜 ＿回 ＿時間　④＿＿＿＿＿歳〜 ＿回 ＿時間

・ゲームとメディアについて

　　　　ゲーム：((する)・しない) 種類：((オンライン[ネット])・オフライン[ネット未接続])

　　　　Youtube：((見る)・見ない) テレビ：((見る)・見ない) スマホ：((有)・無) タブレット：((有)・無)

　　　　主な使用：((ゲーム)・Youtube・テレビ・他（＿＿＿）) 合計時間：平日 1.5 時間/日 休日 3-4 時間/日

・睡眠について

　　　　起床 6 時 30 分 就寝 22 時 30 分 寝つき（よい・普通・(悪い)) 中途覚醒((無)・有→頻度＿＿回/週 ＿＿回/月

・ほかに何かあればお書きください。

　ゲームをやめなさいと言ってもなかなかやめなくて困ります。どうしたらいいですか。

　我慢ができず，すぐに癇癪を起こしますが，どう対応するべきですか。

　まばたきを激しくしたり，鼻を何回もすすったりします。くせでしょうか。

（⇒第3章「Aさんの様子…問診と診察，診たてと診断のポイント」に続く）

問診票や質問紙，自由記載メモ

① 問診票

　筆者の病院では**問診票**で診断の手がかりを得るために，利き手，出産，健診，発達，文字への興味，運動や器用さ，健康状態，性質，勉学，習い事，ゲーム，その他の項目についてたずねます。運動と器用さの項目では，さらに12の項目について「苦手（下手）」=1点，「昔，苦労した」=0.5点，「普通にできる」=0点で評価して点数を計算し，不器用スコアをつけます。MSPAと重なっている質問項目もありますが，お子さんの現在に至るまでの様子を把握するために記入をお願いしています（筆者が実際に使用しているものを，前頁の「Aさんの様子」に示します）。

② 質問紙（評価尺度）

　次に，**質問紙**に答えていただきます。質問紙は，質問への回答を選択式で答えやすくしたものです。質問紙によりますが，お子さんの行動特性，運動面，神経発達症の特徴の有無，心の健康状態，日常生活上の困難さ等に対して有用な情報が得られます。多くの質問紙は，臨床家や研究者によって，その妥当性や信頼性が確認されています。質問紙による情報を確認することにより，担当医がお子さんに対する理解を深め，診たてと治療方針の検討に役立つことはもちろん，お子さんや保護者との対話に役立てることもでき，その関わりがお子さんの自己理解を深めることや保護者がお子さんに対する理解を深めることにもつながります。

　では実際，質問紙を用いて，発達が気になるお子さんのどのような特徴を評価しているのかを示します。

●**不注意・多動性・衝動性**：気が散りやすい，座る必要がある授業中に立ち歩いてしまう，順番が待てないなどの症状を評価する質問紙には，**ADHD-RS-5**[2]（p.25）などがあります。

●**運動・不器用さの問題**：ボールをうまく投げられない，片足立ちなど

バランスを取るのがうまくない，字を書くのが苦手などの症状を評価する質問紙には，**M-ABC2チェックリスト**（p.25）や**DCDQ**[3]（p.26）などがあります。

●**社会性，コミュニケーション，反復の行動**：新しい友人を作ることが苦手，人と会話をすることがうまくできない，同じことを繰り返す等の症状を評価する質問紙には，**AQ**（p.25）などがあります。

●**子どものこころの健康状態**：嘘をついたりする，気が散りやすい，心配ごとが多い，他の子どもからからかわれたりする，他人の気持ちを気遣う等の症状を評価する質問紙には，**SDQ**（p.25）があります。

●**子どもの生活の困難さ**：速やかに身だしなみを整えられるか，学校へ行くのが好きか，学校の出来事を保護者に伝えるか，夕食時に落ちついて会話できるか，問題なく眠れるかなどのお子さんの日常生活について評価する質問紙には，**QCD**（p.26）があります。

●**読み書きの困難さ**：字の読み書きを嫌がる，音読や字を書くのに時間がかかる等の症状を評価する質問紙には，**読み書きの症状チェック表**（p.26; p.53，表5）があります。

　このように，たくさんの問診票や質問紙を書いていただいたり面接をしたりするのはなぜでしょうか。神経発達症のお子さんは，診断がひとつだけに絞られるのではなく，他の併存症もあわせ持つことが割と多いことがわかっています。お子さんに関して保護者や学校での困りごとに注目することが重要ですが，そのほかにも顕在化していないけれども困っていることがないかどうか，包括的・網羅的にたずねる必要があります。そのような意味で，これらのたくさんの項目の問診票や質問紙に答えていただき，アセスメント（客観的に評価・分析すること）し，総合的な判断の一助としています。

　小児科でよく使用される質問紙は保護者が回答することが多く，質問紙の結果は，評価者の主観であることに注意します。質問紙は有用ですが，質問紙の結果のみでは診断はできないということを知っておく必要があります。

③ 自由記載メモ

　問診や質問紙では拾いきれない，いろいろな症状や問題，質問があるかと思います。少し前までは，「受診の理由や何かおたずねになりたいこと，気になることを箇条書きにして，自由に書いて持ってきてください」と言っていました。たくさん書く保護者がおられる一方，「何を書いたらよいかわからない」と言われる場合もありました。また，いろいろ書いていただけることもありますが，その症状や問題点は，いつどのように気づかれたのかがわかりにくいこともありました。

　よって現在，筆者の病院では，受診された日に，より具体的に，❶【これまでの経過】（いつからどのようなことが気になったか，その後の変化，今回の受診のきっかけ，他機関での相談・療育・支援の経験の有無）と，❷【相談したいこと，聞きたいこと，希望すること】を記載していただく用紙（**自由記載メモ**）をお渡ししています。受診前に書いていただいた内容と重なる場合もありますが，この用紙を見ることで，これまでの経過と相談されたい内容が明確になりました。

もう少し詳しく知りたい人のための
小児科講座

発達が気になるお子さんを見るための
主な質問紙や面接調査

ADHD-RS-5: ADHD Rating Scale-V

ADHDのスクリーニングに使用可能なスケールです。対象年齢は5～18歳です。不注意と多動性・衝動性の領域の18項目を回答します。家庭版と学校版の2種類があり，過去6カ月における子どもの様子（学校であれば校内での言動，家庭であれば家庭内での言動）を最もよく表している評価に○をつけます。

M-ABC2チェックリスト: Movement Assessment Battery for Children 第2版 Checklist

協調運動の国際的標準検査のM-ABC2に含まれている運動面に関する質問紙です。対象年齢は5～12歳です。セクションA（15項目）：静的環境および予測可能な環境における動作，セクションB（15項目）：動的環境および予測不可能な環境における動作，セクションC（13項目）：動作に影響を与える可能性のある非運動要素の3セクションで構成されています。

AQ: 自閉症スペクトラム指数

ASDのスクリーニング検査です。児童用の対象年齢は6～15歳です。個人の自閉症傾向を測定する目的で開発されました。「社会的スキル」「注意の切り替え」「細部への関心」「コミュニケーション」「想像力」の5つの下位尺度に分かれ，50項目あります。

SDQ: Strengths and Difficulties Questionnaire（子どもの強さと困難さアンケート）

子どもの情緒や行動について，保護者，学校教師または本人が回答するアンケートです。対象年齢2～17歳では保護者と教師評価用があり，11歳～では子ども本人の自己評価用があります。「行為」「多動/不注意」「情緒」「仲間関係」「向社会性」の5つの下位尺度に分かれ，25項目あります。

DCDQ: Developmental Coordination Disorder Questionnaire 2007

　世界的に最も広く使用されている，日常生活における運動や動作がどれくらいできるのかについての質問紙です。対象年齢は5〜14.6歳です。「動作における身体統制性（6項目）」「微細運動・書字（4項目）」「全般的協応性（5項目）」の15項目あります。日本版を使用するには手続きが必要です。

QCD: Questionnaire Children with Difficulties（子どもの日常生活チェックリスト）

　ADHDを含めた，6〜15歳の子どもの生活の困難さを時間帯別に一日を通して評価できる質問紙です。保護者からみた子どもの生活機能を時間帯別（早朝／登校前，学校，放課後，夕方，夜，全体の行動）に分けて評価する20項目があります。

読み書きの症状チェック表

　現在の読み書きのつまずきが確認できます。読字・書字に関してそれぞれ，「心理的負担」「スピード」「様子」「仮名の誤り」「漢字の誤り」の5つの症状を15項目でチェックします。

＊　　　　　　　　　＊

　筆者の病院では上記の質問紙を使用していますが，他の質問紙や面接調査のアセスメントもあり，病院によって使用しているものは様々です。

ADHDのアセスメント

・**Conners3日本語版**：Conners3（コナーズ・スリー）は，6〜18歳の子どものADHDとその関連症状を評価する質問紙です。

ASDのアセスメント

・**PARS-TR: Parent-interview ASD Rating Scale-Text Revision（親面接式自閉スペクトラム症評定尺度テキスト改訂版）**：PARS-TR（パース・ティーアール）は，ASDのスクリーニング尺度，支援ツールです。親をインタビュー対象とする半構造化面接尺度で，他の主養育者へのインタビューも可能です。3歳以上が対象となります。「対人」「コミュニケーション」「こだわり」「常同行動」「困難性」「過敏性」の6領域で57項目を有し，幼児期尺度（34項目），児童期尺度（33項目），思春期・成人期尺度（33項目）の3つの下位尺度から構成されます。

・**M-CHAT: Modified Checklist for Autism in Toddlers（乳幼児期自閉症チェックリスト修正版）日本版**：M-CHAT（エムチャット）は，16〜30か月の幼児に対して，ASDのスクリーニング目的で使用されます。

- **CARS2: Childhood Autism Rating Scale Second Edition（小児自閉症評定尺度 第2版）日本語版**：CARS2（カーズ・ツー）は，2歳以上でASDの診断評価とその重症度が測定できる検査です。

SLDのアセスメント

- **LDI-R: Learning Disabilities Inventory-Revised（LD判断のための調査票）**：LDの困難領域である学習面の特徴を把握するための調査票です。

適応行動（生活能力）のアセスメント

- **日本版Vineland-II適応行動尺度**：適応行動（自立した生活を営むために必要となる力）を評価する検査で，標準化尺度としては最も国際的に用いられているもののひとつです。面接調査形式です。
- **新版S-M社会生活能力検査**：社会生活に必要な基本的な生活能力のおおよその発達レベルを見るための検査です。
- **ASA旭出式社会適応スキル検査**：社会自立の基礎となる社会適応スキルを評価する検査です。

情緒と行動の問題のアセスメント

- **CBCL（Child Behavior Checklist），TRF（Teacher's Report Form），YSR（Youth Self Report）**：幼児期から学童期の子どもの行動チェックリストです。不安，抑うつ，攻撃性，非行を含めて子どもの情緒や行動面を広く捉えることができます。CBCL（親や養育者用）やTRF（子どもの学校での様子をよく知っている人用），YSR（本人11〜18歳用）があります。
- **ABC-J: Aberrant Behavior Checklist-Japanese Version（異常行動チェックリスト日本語版）**：知的障害・発達障害のある人たちが家庭，学校，コミュニティにおいて示す情緒・行動の問題を評価します。
- **SP-J: Japanese Version of the Sensory Profile（日本版感覚プロファイル）**：感覚の問題のアセスメントです。
- **RBS-R: Repetitive Behavior Scale-Revised（反復的行動尺度修正版）日本版**：RBS-R（アールビーエスアール）は，年齢，知的水準を問わず，主にASDのこだわり行動を包括的に評価します。

不適応行動のアセスメント

- **強度行動障害判定基準表**：11個のカテゴリの不適応行動について，その頻度や有無によって評価します。

小児科医による問診と診察

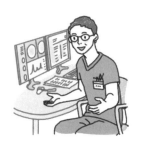

🔑 キーワード

お子さんへの問診，診察，神経学的所見，微細神経学的徴候，眼球運動の診察，保護者への問診

　MSPA，問診票や質問紙の回答，自由記載メモの詳細を確認してから実際のお子さんへの問診，診察，保護者への問診に移ります。MSPA，問診票や質問紙の回答，自由記載メモを踏まえた後の問診や診察によって，神経発達症の診断がほぼ確定されることもあります。この章では，筆者の診察室で実際に行っているお子さんへの問診，診察，そして保護者への問診の様子をお伝えします。

診察の始まり

　診察は，診察室に入る前の待合室から実は始まっています。診察室に入室する前に時間がある場合には，待合室での様子をうかがうことがあります。病院に来院しているだけでも普段とは違うと思いますが，診察室に入ってこられたときには，お子さんはもちろんのこと，保護者もかしこまった様子になります。一方，待合室でのお子さんと保護者の様子はいつもの親子関係が垣間見えるところでもあると考えます。診察室へ入室する際は，姿勢や歩行の様子も診ています。

お子さんへの問診

　問診では，まず，お子さんと話をします。年齢にもよりますが，なぜ病院を受診しているかわからずに連れて来られているお子さんも多いです。また，

初めて会うおじさん（筆者のこと）とこれから何をするのか，なぜこのようなこと（診察の場に来ること）をしなければならないのかと身構えるお子さんも少なくありません。

　そのような雰囲気を和らげるためにも，話の導入として，思いつきで始めた質問ですが「好きな食べ物は何？」「好きな色は何？」「好きなテレビ番組は何？」（最近は動画視聴が圧倒的に多いので，「好きなYoutubeのチャンネルは何？」と聞いたりもします）等をたずねます。何を答えるかにも注目していますが，どのように答えるかにより注目しています。

　「好きな食べ物は何？」とたずねますと，間髪入れずに自分の好きな食べ物をこちらが止めるまで言い続けたり，「何個まで答えていいの？」と質問してきたり，（小児科あるあるですが）助けを求めるように保護者を見て，こちらではなく保護者に小さな声で答えたりと，お子さんによって様々な反応が見られます。「好きな色は何？」に関しては，「透明」や「虹色」などとユニークな回答もあり，興味を持って聞いています。この質問を筆者は以前から行っていましたが，2016年には自閉スペクトラム症（ASD）の男の子を対象にした興味深い調査結果が発表されました。それによると，青・赤・緑・黄・茶・ピンクの中で赤と青が一番好まれるのは通常発達の子どもと共通していましたが，通常発達の子どもの間で好感度の高い黄色はASDの子どもには好まれず，反対に緑と茶の好感度が高かったそうです。黄色は輝度（明るさの程度）が大きく，生理的に刺激が強い色彩であるため，長時間にわたってさらされると感覚疲労を起こすことが知られています。報告では，感覚過敏をもつ場合が多いASDの子どもは日常的な感覚疲労の結果として黄色への好感度が低く，より生理的にマイルドな緑と茶の刺激を好むのだろうと考察されています[1]。「好きなテレビ番組は何？」の回答では，「テレビのかわりにYoutubeばかり見ています」と言われることが増えてきました。

　緊張などがある程度ほぐれてきたら，「学校は楽しい？」と聞きます。比較的，「楽しい」と答えるお子さんが多いですが，保護者の様子を見てから答えたり，間があってから答えたり，「楽しくない」と答えたりする場合もあります。この質問だけで判断できるわけではないですが，お子さんが学校

に対してどのように感じているかがわかる場合があるため，お子さんにとって答えにくい質問かもしれませんが，あえて聞いています。もちろん，すでに不登校になって来院されるお子さんもいます。初診でないことが多いですが，「将来は何になりたい？」と聞くと，「Youtuberやゲームを作る人」と答えるお子さんも増えてきました。

その後，利き手や利き足の質問をお子さん本人にたずねています。利き手の判断には，エジンバラ利き手テスト（10項目）を用います。本人が答えにくい場合には保護者にたずねることもあります。

診察

神経学的所見と**微細神経学的徴候**，**眼球運動**の診察をします。

神経学的所見

必要であれば，椅子に奥深く座ってリラックスしている状態で，膝頭の下を叩く膝蓋腱反射，アキレス腱反射を評価します。また，足間代，バビンスキー反射など異常所見がみられないかどうかを確認します。必要に応じて他の所見を取ることもあります。これらの反射などを見ることにより，基礎疾患（身体的な病気）がないかの確認ができます。

微細神経学的徴候

微細神経学的徴候（Soft Neurological Signs: SNS）は古典的な神経学的診察法では見いだせない神経学的逸脱とされています。神経学的な機能がわずかに逸脱する子どもの診察は，専門的で広範囲にわたり難しいです。また，子どもの神経システムは成人とは質的に異なり，特殊な神経学的診察法が必要とされています。神経機能障害が軽微な場合，多種多様な神経メカニズムを明らかにするため神経学的診察法は，詳細で包括的でなければならないとされています。

●微細神経学的徴候（SNS）の評価の実際

　SNSは，「閉眼片足立ち」（バランス：視覚入力を除外した平衡機能），「指対立」（微細操作：手と指の固有筋肉の運動能力），「回内回外」（協調運動：分化した運動機能，小脳機能），「回内回外時の連合運動」（連合運動：神経筋系の抑制機能），「側方注視」（動作保持：大脳皮質の運動・姿勢調節の能力）の計5項目で評価します。表4に示す基準で陽性か陽性でないかを評価します。9〜13歳未満では，3項目以上陽性であると不器用である可能性が高いとされています。片足立ちは開眼でも施行し，6歳では両側とも15秒以上，7歳からは両側とも20秒以上不可能であれば陽性としています[2]。

表4 ● 微細神経学的徴候（SNS）の検査方法および評価方法（文献[2]をもとに作成）

①閉眼片足立ち
（方法）閉眼で片足立ちをして秒数を計測する。
（評価）・両足とも10秒以上立てる
　　　　・少なくともどちらかの足で10秒以上立てない（SNS陽性）

②回内回外
（方法）肘は90度屈曲位で回内回外運動し，反対側上肢はリラックスする。1秒間に4回の速さで15秒間施行する。
（評価）・少なくとも片側は回内回外が円滑（肘の動きが5cm以内）で正確
　　　　・両側とも回内回外が円滑でない（肘の動きが5cm以上）または下手（SNS陽性）

③回内回外時の連合運動
（方法）回内回外時，反対側に認められる不随意運動（上肢）の有無を見る。
（評価）・少なくとも片側は鏡像運動・不随意運動や肘の屈曲はみられない
　　　　・両側とも鏡像運動・不随意運動，または肘の軽い屈曲を認める（SNS陽性）
鏡像運動：一方の上肢が目的を持った動作を行うと他の上肢も同様の動きをする運動。不随意運動：片方の上肢/下肢を随意的に動かすと，本来は動かない他の四肢や部位が不随意に動く運動。

④指対立
（方法）第I指とそれ以外の指を順に対立させ触れさせていく。第II指より，1往復3〜4秒の速さで，Ⅲ，Ⅳ，Ⅴ，Ⅳ，Ⅲ，Ⅱと5往復させる。
（評価）・少なくとも片側は円滑に行える
　　　　・両側とも指を間違えたり，同じ指にふれたりすることが3回以上（SNS陽性）

⑤側方注視
（方法）正面を向き，45度側方の検者の指を注視させ，目が動いた回数を数える。
（評価）・目が動く合計回数が3回未満
　　　　・目が動く合計回数が3回以上（SNS陽性）

眼球運動の診察

　神経発達症のお子さんでは眼球運動の問題を持つことが多く，診察をすれば明確にわかるので，評価は必ずするべきと考えています[3]。まず，ボールペンの先に注目してもらいます。その先を左右上下の直線上だけではなく円状にも動かし，頭を動かさずに眼球を動かして追いかけて（追視）もらうことで，評価を行います。さらに，輻輳（近くを見るとき両眼が寄ること）の評価をします。追視の診察をすれば，眼球運動の拙劣さは明確にわかることがあります。眼位，斜視の評価も行います。SNS5項目と眼球運動の診察時間は5分程度で可能であり，多くの有益な情報が得られます。

その他の診察

　診察のはじめに，皮膚色素異常，顔貌，外表小奇形の有無，SNS診察時には片足立ちの立位姿勢，神経学的診察中の不随意運動の有無も判断します。また，SNS診察時には，こちらの指示をどのように聞いて理解しているのか，集中してやろうとしているのか，そうではないのかなども診ています。また，自発運動の量も評価しています。自発運動が少ない場合，疾患の可能性が高いです。逆に，自発運動が多く，回転する椅子に座って自ら何回も回転する場合，多動もあるという可能性を考えます（筆者の診察では，初診時は座面が回らず固定されている椅子に座っていただいています）。

保護者への問診

　次に保護者への問診をします。保護者への問診の際，お子さんも同席されるかどうかをたずねます。半分の保護者が，お子さんには診察室の外で待ってもらうことを希望されます。保護者が「外で」と言ってもお子さんがおられたい場合には，診察室にいていただくことにしています。

問診票の記載の確認

　まず，問診票の記載の確認を行います。問診票の記載と質問紙の回答と自

由記載メモの内容との整合性がとれないようなことがあります。そのあたり
も意識しながら，問診票の流れに沿って聞いていきます。神経発達症の診療
における大切な視点は，「発達」と「親子関係」につねに注目することでは
ないかと考えます。

　周産期に問題があった場合，母子手帳も参考にしながら，どのような問題
があったのか，帝王切開であればその理由なども聞き，集中治療が必要だっ
た場合には新生児集中治療室はいつ退院したのか，酸素投与したのか，黄疸
に対する光線療法の有無なども聞いたりします。

　健診で問題があった場合には，今までどのような経過観察がなされていた
のかなども聞きます。発達経過の中でも言語発達は正確に確認する必要があ
ります。言語発達は，きょうだいが多い場合，なかなかきちんと覚えておら
れないことがあります。歩き始めのほうが正確に覚えていることが多いので，
意味がある言葉（例えば，「母親を見て『ママ』と言った」など）が出たのは，
歩く前，歩いたのと同時，歩いた後なのかなどを再度確認します。また，小
学校に入る前に文字に興味を持っていたかどうかも大切な情報です。本が好
きだったという情報だけでは不正確（絵本であれば絵が好きな場合もある）
なので，「自分の名前の文字が出てきたら指でさしたりしていましたか？」
などと確認しています。

　性質に関する回答で，落ち着きの有・無について，「落ち着いているとき
は落ち着いているけれども，落ち着きがないときは落ち着きがないので，ど
ちらを選んだらいいのかわからない」と言われた場合，「全体的にどう感じ
られるかで判断してください」と伝えています。その他，頑固さが「有」の
場合，予定の変更は頑として聞かない等，具体的にどのようなこだわりがあ
るのかを聞いています。

　問診票の質問項目にはありませんが，偏食の有無，音への過敏さの有無，
家族構成，保護者の職業なども聞きます。特に，親子の関係やきょうだい関
係は注目すべき事柄です。

　勉学に関する回答で，「不器用で折紙も苦手」と先に回答されているにも
かかわらず，得意科目で「図工」と回答されていることがときにあります。「図

工は好きで，折り紙なども好きだから，図工は得意」と答えられます。芸術の評価は難しいですが，不器用で折り紙も苦手であれば，図工は得意科目にはなりにくいと考えます。その際，「折り紙が好きのようですが，きれいな鶴が折れたりするのですか」とたずねると，「それは難しい」と答えられます。不器用さがある場合，「好き」ということと「得意」ということとが一致しないことがありますので，確認が必要です。

　ゲーム関連では，スマートフォンでするオンラインゲームなどに関してもたずねています。ゲームもせずテレビも見ないけれども，Youtubeばかり見ていることもあります。その際に睡眠に関することもたずねます。就寝と起床の時間，朝はすぐに起きられるかの睡眠関連も聞く必要があります。質のよい睡眠が十分にとれているけれど朝起きることが難しい，やっと起きられても午前中は調子が上がらない様子があると，起立性調節障害や不登校なども考えます。

　違う質問紙でも同じような質問がなされて，質問が重なっている場合に，正反対の回答をされていることがあるので，再度確認しています。

自由記載メモについての確認

　問診票と質問紙の確認が終わると，自由記載メモを参考にし，お子さんのこれまでの経過を時系列（小さいときから現在までの時間経過）に沿って再度伝えていただきます。その際，「当時は気にしていなかったけれども，今振り返るとあのことも気になるな，というようなことも教えてください」とお願いします。

　抱きにくかった，夜泣き・疳の虫がひどかった，偏食がひどかった，すぐに泣く，歩き始めるのが遅かった，言葉が出るのが遅かった，落ち着いていなかった，けがが多かった，よく迷子になった，保育園・幼稚園に慣れるまでに時間がかかった，こだわりが激しい，よく友だちを叩いたり噛んだりした，友だちと仲良く遊べない，よく人のものを取ったりしていた，集団生活が苦手だった，発表会に参加できなかった，きょうだいげんかが絶えない，何でもあきっぽい，体育を嫌がる，授業中に立ち歩く，忘れ物が多い，運動

会を嫌がる，集中力が続かない，宿題をやり始めるのに／やり終えるのに時間がかかる，読み書きが苦手，友だちがいなくて孤立しているなど，様々な問題が語られます。

　その際に，語られている保護者以外の人（母親だけであれば，父親や保育園・幼稚園・小学校の先生，祖父母等）がそのことについてどう言っていたかも聞きます。また，いろいろトラブルが多かったという場合は，トラブルの具体的な頻度（月1回・週1回等）や伝えられたときのタイミングや手段（たまたま会ったとき・電話で伝えられた等）をさらに聞くことにより，トラブルの大変さを推測することができます。

問診の最終確認

　いろいろなことを語られた保護者への問診の最終段階では，問題の整理と保護者の観点を明確にするために，「お子さんに関して気になることがたくさんあると思いますが，現時点で3つに絞るのであれば，何でしょうか？優先順位をつけて，一番気になることから，『①何々，②何々，③何々』としてお答えください」とたずねます。診察室に入ってからここまで到達するのに1時間かかることもあります。保護者の意見とこちらの想定はほぼ一致することが多いですが，中にはこちらの想定外のことがこの時点で飛び出すこともあり，そのような場合，こちらの認識と保護者が問題点だと思われていることのすり合わせをします。

問診のおわりに

　今後についての希望や意見を聞くようにしています。「診断がつくことを望んでいるわけではないけれど，診断がつくのであれば教えてほしい」と考える保護者が多いですが，「診断はいいので，困っていることにどのように対応していったらいいか教えてほしい，療育のための意見書（医療機関では診断書や診療情報提供書）を書いてほしい」などと言われることもあります。

　この時点で，何らかの診断名がつくお子さんの場合，希望があれば暫定的な診断名をお伝えします。知能については，受け答えの様子，学校成績から

ある程度予測はつきますが，知的障害があるかないかが微妙な場合もありますので，知能検査やそのほかの医学的検査を確認してから正式な診断をお伝えします。また，ディスレクシアを含む限局性学習症（SLD）に関しては，知能検査と読み書き，計算の検査を確認してから診断を判断するとしたほうがよいと考えます。多動・衝動性やコミュニケーションの苦手さなどに関して，サポートをするためには診断書があったほうがよいとされる場合には，この時点で診断名を記載することもあります。

　保護者の希望を聞き，さらなる検査などが必要であればスケジュールを組み，検査がすべて終わってから再診をするかたちになります。

Aさんの様子…問診と診察，診たてと診断のポイント

●問診票

　問診票のポイントは，【出産】では2,358gと少し小さく生まれていること，【運動発達】では一人歩きをしたのが1歳5か月と少しゆっくりであること，文字への興味はなかったこと，運動は苦手で不器用，スキップなどの12項目中7項目が苦手，【性質】では落ち着きはあるが気が散ることがある，【勉学】では不得意科目として国語と体育，本読みは普通で漢字は苦手，ゲームかYoutubeの視聴を1日1時間30分程度行っているとのことでした。1時間程度をめどにということですが，1時間経ってやめる時間が来ても，「キリが悪いからもう少し」と言って粘ることが多く，1時間30分近くになり，結局しかられてやめさせられると怒ってふて寝してしまうことが週の大半を占めていました。

●質問紙

　ADHD-RS-5では不注意の項目で点数が高く（不注意がある可能性），M-ABC2チェックリストやDCDQでは運動の苦手さがあるとの評価，AQでは特に問題なく，SDQでは多動/不注意の項目であてはまるとの回答が多く，QCDでは生活の困難さを認めることが多いとの評価，読み書きの症状チェック表ではあてはまる項目が多いとの評価でした。

●自由記載メモ

「小学3年生ごろから宿題を嫌がるようになったがその原因を知りたい。学校に行きたくないと言っているが不登校にならないか心配。毎朝,母親が何度も何度も声かけして支度をさせ,学校にやっと行けている。自分だけで時間割に合わせて必要なものを持っていくことができず,毎日母親が準備しているけれど大丈夫か」等の記載がありました。

●Aさんへの問診

受け答えの仕方,視線の合い方などは気になることはありませんでした。「学校は楽しい?」という質問には,「休み時間は楽しいけど,勉強は楽しくない」と瞬きを何回もしながら答えました。「勉強全部楽しくないの?」と聞くと,「計算は好きだけど,国語と体育は嫌い」と言いました。「学校にはあまり行きなくないの?」とたずねると,「朝起きるとしんどいときが多くなってきて,そのときには学校に行きたくなくなる」とも言いました。また,午前中はしんどいけれども,昼ぐらいからは少し元気になることが多いということ,しんどくなってきた時期から,立ちくらみを感じることが多くなり,疲れやすく,頭痛も出てきているとのことでした。

●診察

神経学的所見は問題ありませんでしたが,SNSは5項目中4項目が陽性(協調運動の問題が疑われる),追視もうまくありませんでした。ときに瞬きが多くなり,さかんに咳払いをしていました。

●保護者への問診

保護者の問診の最終確認は,「①宿題を嫌がる,宿題が終わるのに時間がかかりすぎる,②不登校にならないか,③忘れ物が多い」でした。

小学校に入るまでは大きな問題を感じることはありませんでした。よくよく聞きますと,音読の宿題も嫌がっていました。特に,小学3年生ぐらいから宿題を嫌がるようになりました。さらに聞くと,算数(計算)ドリルは割とさっとするけれども,漢字ドリルを特に嫌がる,字を書く

のを嫌がる，字を書くのに時間がかかる，字が汚い，カタカナも覚える
のに苦労したとのことでした。気分が乗らないときは，「宿題は出てい
ない」と嘘をつく，「やりたくない」とすねる，「やりなさい」と言われ
ると怒って教科書を投げることがありました。本を積極的に読むことは
なく，国語の教科書は，最初はたどたどしいけれども，何度か音読を繰
り返すと，ある程度読めるようになります。覚えてしまっているのか，
文末を間違えて読むところがいつも同じとのことです。漢字ドリルをや
り始めるのに時間がかかり，プレッシャーがかかると瞬きが多くなりま
す。また，体育が苦手で，運動会もできれば出たくない，水泳も嫌がっ
て見学しているとのことでした。

　月曜日に体調が悪くなって学校を休むことが多くなっています。「し
んどい」と言って休んでも，夕方にかけて元気になるので，学校が嫌な
のかもしれないと考えているそうです。

　夜はいろいろなことをしてから，寝る前に1時間30分ぐらいゲームを
する，またはYoutubeを見てから寝ているとのことでした。22時に寝
て6時30分には起きるようにしているけれども，実際は22時30分に寝
始め，6時30分に起こしても結局起きるのは7時過ぎになるようです。

　忘れ物が多いことは母親自身も感じていて，何度言っても時間割どお
りに用意することができないので，一時期はランドセルの中に全部の教
科書を入れて，また学校から全部持って帰ることをしていたようです。
毎日の登校準備も大変で，時間の感覚がないのか，時間がないのにゆっ
くりしており，母親がいつもせかして何とか学校に行っているとのこと
でした。

　2歳下の8歳の弟とは基本的に仲はよいですが，毎日小さなけんかは
あり，いいかげん疲れているとも言われました。弟は，もうすぐ9歳に
なるにもかかわらず夜尿があり（Aさんも8歳まで夜尿があった），そ
のほかにも気になるところがあるので，弟も診察してほしいと言われ，
Aさんと同じく発達の専門外来を受診することになりました。

●診たてと診断

　診たてや診断，そして対応について伝えてほしいとの希望がありましたので，わかる範囲での説明と対応，これから必要な検査をお伝えしました。

　漢字が苦手とのことですが，読みの問題もあると判断し，「読み書きの問題（dyslexia，ディスレクシア）」（p.48）があると判断しました。小学3年生からは習う漢字も複雑になり，それまで何とか頑張ってきていても，書字の問題があるお子さんはやはり書字に関する困難さを明確に感じ始めることが多いです。受け答えなどから知能指数は低くないとの予測ですが，まず知能検査で「知能指数を確認する」ことがディスレクシアの診断には必要だと伝えました。さらに，知能検査だけでは読み書きの苦手さを判断することはできず，どのくらい読み書きに困難さをもっているのかは，「読み書き検査」をしなければ確定はできませんと説明しました。

　また，字を書くのが苦手で汚い，体育をやりたがらない理由として，SNS等の評価も合わせて，ディスレクシアだけでなく，「不器用さ（発達性協調運動症：DCD）」（p.59）があると判断しました。確定には，協調運動の苦手さを評価できる検査をしますと伝えました。

　また，漢字の宿題をやり始める，やり遂げるのに時間がかかる，宿題をやりたくない等と言って癇癪を起こす，忘れ物が多い等，学校での様子も含めて総合的に判断すると，「不注意の問題（ADHD）」（p.75）があると判断しました。多動・衝動性は，教室での立ち歩きなどもないことから，診断がつくまでではないけれども，読み書きが絡んでくる宿題を本当にやりたくないときの拒否反応として癇癪を起こす，教科書を投げる場合があり，潜在的には多動・衝動性があると判断しました。ADHDに対する環境調整に始まる心理社会的治療についても説明しました。

　さらに，漢字ドリルなどをやるときにみられる瞬きや咳払いは「チック」と呼ばれるもので，ストレスによって悪化することがあると説明しました。小学1年生の1学期にも認め，この激しい瞬きは何だろうと母親は思っておられました。チック（p.83）への対応を説明しました。

また，学校に行きたくないので朝起きられないのかということに関しては，夜寝る前にゲームをする，Youtubeを見ているので睡眠に影響が出ていて寝不足であることも関連している可能性と，経過と症状からは「起立性調節障害（OD）」（p.120）がある可能性も考えられると説明しました。まず，ゲームやYoutubeは寝る2時間前にやめることを勧めました。「極論を言えば，寝る直前にするゲームより，朝起きてすぐやるゲームのほうが睡眠への影響ははるかにましです」とお伝えしました。ODの診断には，朝に安静時と立位時の血圧と心拍数の変動をみる，朝一番の「起立試験」が必要であることを説明しました。

　また，ディスレクシアのため，学習がしんどくなってきており，それで学校に行きたくなくなっている可能性も説明しました。不登校気味に関しては，心理士に相談していただくことも可能であるとお伝えし，カウンセリングを受けてもらうことになりました。

　さらに，正義感が強く，ルールにこだわる頑固さがあるようでしたが，友人関係やコミュニケーションなどには問題がないので，「自閉スペクトラム症（ASD）」（p.87）の診断はつかないと説明しました。

（⇒第5章「Aさんの様子…宿題を嫌がる」に続く）

知能検査と医学的検査

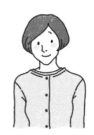

　第3章「小児科医による問診と診察」の時点ですでにある程度の診断や診たてはついています。ただ，読み書きが苦手なディスレクシア（dyslexia）は知能の問題がないことが前提なので，その確認をするために知能検査をする必要があります。また，発達性協調運動症（DCD）は協調運動の検査による確認が必要です。筆者の病院では，M-ABC2と呼ばれる手先の器用さやバランス等を評価する協調運動の検査をしています。正式に公表されている日本のお子さんのデータはまだなく，暫定的に外国のデータで評価しています。また，起立性調節障害は，朝一番に行う検査（上を向いて寝ている状態と立った状態での血圧と心拍数の変動をみる）で診断されます。

発達の検査とは

　「発達の検査を受けたい」「発達の検査を受けてくるように言われた」とよく耳にします。「発達の検査」とはどのような検査を指しているのでしょうか。神経発達症の診断は何かの検査によって行われると思われることが多いようです。例えば，ADHDを診断する検査を受けて，点数が何点以上なので診断がつくという感じです。現在，これをすればすぐに何の神経発達症であると診断がつくといった検査はありません。質問紙も同様に，質問紙の結果だけでは診断できません。神経発達症の診断は，「特性」と「支障」の両方の側面から判断して行います。協調運動の検査（M-ABC2）で「協調運動の問題がある」と判断されたらDCDと診断がつく，というわけではありません。

M-ABC2は協調運動の検査であって，DCDそのものを診断する検査では
ありません。「協調運動の問題がある」＝「DCDである」ではなく，協調運
動の問題がある疾患の中のひとつにDCDがあるということです。DCDの特
性を判断し，かつ，協調運動の問題で生活に支障があることを確かめて初め
てDCDと診断がつきます。

　「発達の検査」と一般に思われているのは，発達指数や知能指数が算出さ
れる検査です。特に，発達指数が算出される新版K式発達検査は，検査名に
「発達検査」が入っていることから，「発達障害（神経発達症）は何かの検査
で診断される→発達の検査→新版K式発達検査で診断される→新版K式発達
検査を受ければ発達障害（神経発達症）の診断がつく」といったイメージで
捉えられているのではないかと推測しています。

発達指数や知能指数の検査

新版K式発達検査

　新版K式発達検査は京都国際社会福祉センターから出版されている日本独
自の**発達検査**です。対象年齢は0歳0か月～成人で，所要時間は乳児20分，
幼児30～40分，小学生1時間，それ以上1時間強です。3つの検査領域か
らなり，「姿勢–運動（P-M）」では頚定や座位，歩行などの粗大運動，「認
知–適応（C-A）」では視覚的な短期記憶や空間認知などの認知的な理解力
や微細運動，「言語–社会（L-S）」では言葉の理解や聴覚的な短期記憶など
の音声の入力・言葉の表出・指差しがあるかなどの社会性を評価します。検
査では，子どもの発達の状態が通常の子どものどの年齢段階に相当するのか
を測定した結果である，発達年齢（Developmental Age: DA），発達指
数（Developmental Quotient: DQ）が算出されます。DQは，発達年齢
と実際の生活年齢の比です。例えば，生活年齢は5歳で発達年齢は4歳
（DQ80）という結果は，発達が実年齢より1歳ゆっくりであるということ
です。子どもの発達段階（個人間差）が把握できる点が有用で，発達支援で
は3領域の個人内差も重要な観点となります。

ウエクスラー式知能検査（WISC-IV，WISC-V）

　WISC（ウィスク）Wechsler Intelligence Scale for Childrenは**知能検査**で，WISC-IV（ウィスク・フォー）とWISC-V（ウィスク・ファイブ）があります。対象年齢は5歳0か月〜16歳11か月，所要時間は両方とも60〜90分です。WISC-IVは，全体的な認知能力，いわゆる知能指数(IQ: Intelligence Quotient)を表す全検査IQ（FSIQ）と4つの指標で解釈します。15の下位検査（基本検査：10，補助検査：5）で構成され，10の基本検査を実施し，全検査IQ（FSIQ），言語理解指標（VCI），知覚推理指標（PRI），ワーキングメモリー指標（WMI），処理速度指標（PSI）の5つの合成得点を算出します。WISC-Vは，2021年にWISC-IVから改訂されました。FSIQと5つの主要指標（特定の認知領域の知的機能を表す），5つの補助指標（子どもの認知能力やWISC-Vの成績について付加的な情報を提供する）の3つの指標レベルで解釈します。16の下位検査（主要下位検査：10，二次下位検査：6）で構成されています。10の主要下位検査を実施し，全検査IQ（FSIQ），言語理解指標（VCI），視空間指標（VSI），流動性推理指標（FRI），ワーキングメモリー指標（WMI），処理速度指標（PSI）の6つの合成得点を算出します。二次下位検査も実施することで，量的推理指標（QRI），聴覚ワーキングメモリー指標（AWMI），非言語性能力指標（NVI），一般知的能力指標（GAI），認知熟達度指標（CPI）のさらなる5つの合成得点を算出します。

　両検査とも，子どもの知能全般や指標の指数を知り，学習や生活における支援に役立てるために実施します。WISC検査で何の神経発達症かを診断できると誤解されていることがあります。WISC検査が評価するのは，「知的能力」です。WISCの各指標を検討すると神経発達症の傾向がわかることがありますが，神経発達症を診断することはできません。神経発達症の診断には知的能力の情報が必須なのでWISC検査をしますが，「WISCの検査結果」＝「神経発達症の確定診断」ではないのです。最近の報告でも，WISC-Vの5つの主要指標から神経発達症を診断することは難しいとされました。ただ，6〜16歳の630名のASDの子どもでは，VCI（95.7），

VSI（96.6），FRI（96.5），WMI（89.1），PSI（86.6）で，相対的に PSIが低く，WMIもわずかに低く，認知機能に凸凹がありました。226名 のADHDの子どもでは，VCI（98.7），VSI（96.6），FRI（96.8），WMI（93.7），PSI（92.3）で，PSIがわずかに低いだけで傾向はありません[1]。

　学校の先生に「WISCの検査を受けたらその結果をぜひ教えてください」と言われる保護者も多いです。WISCの結果から学習関連の知的機能について多くのことがわかると思われていますが，評価されるのは，あくまでもある特定の認知領域の知的機能です。よって，子どもの学習の状況は，WISCの結果だけにとらわれず，多くの有益な情報が詰まっている学校での学習の様子の評価にWISCの結果を加味して総合的に判断する必要があります。IQ（知能指数）から学校の勉強の到達度を推測できますが，IQが問題なくても，読み書きが苦手であるディスレクシアの場合があります。

その他の認知機能検査

DN-CAS認知評価システム

　DN-CAS（ディーエヌ・キャス）Das-Naglieri Cognitive Assessment System認知評価システムは**認知処理過程の評価検査**です。対象年齢は5歳0か月〜17歳11か月で，所要時間は40〜60分です。認知機能全体の指標の全検査尺度と4つのPASS尺度があります。12の下位検査（標準実施），8の下位検査（簡易実施）によって，全検査尺度，プランニング（P），注意（A），同時処理（S），継次処理（S）の4つの認知機能を算出します。言語的知識や視覚的知識にあまり頼らずに認知活動の状態を評価できるため，新しい課題に対処する力を見るのに適します。SLD，ADHD，ASDのある子どもたちに見られる認知的偏りの傾向を捉えることができ，その援助の手がかりを得るために有効です。WISC検査とは違った知能の捉え方であり，WISCと両方実施することで多角的な認知特性が評価できます。

協調運動の検査

M-ABC2

　M-ABC2（エムエービーシー・ツー）Movement Assessment Battery for Children Second Editionは**協調運動の評価**をする検査です。対象年齢は3歳0か月〜16歳11か月で、所要時間は30分程度です。3つの年齢層（3〜6歳、7〜10歳、11〜16歳）からなり、8項目の検査で手先の器用さ、ボールスキル、静的・動的バランスを評価します。施行には、ボールを2mの距離から壁に投げたりとったりする項目や、4.5mのカラーテープを貼って歩く項目がありますので、スペースの限られている診察室ではなく、別室で実施しています。M-ABC2は、M-ABC3として改訂版が出版されました（日本語版は未公刊）。対象年齢は3〜25歳です。3つの年齢層（3〜6歳、7〜11歳、12〜25歳）、10項目の検査で、M-ABC2と同様、手先の器用さ、ボールスキル、静的・動的バランスを評価します。

医学的検査

　医学的検査には、「確定診断」をするための検査と「鑑別診断」（ある症状の原因となっている疾患を、類似した他の疾患と鑑別すること）に必要な検査があります。神経発達症の医学的検査は、神経発達症以外の器質的疾患（臓器そのものの感染や炎症、血管障害、変性などで症状として現れる疾患）の鑑別診断の目的で行われます。実際には、丁寧な問診や身体所見を取ることで、ある程度、器質的疾患の有無を判断することができるので、必要な検査をします。代表的な医学的検査は、血液・尿・脳波・画像検査です。医学的検査により何の神経発達症かの確定診断はされませんが、器質的疾患によっては、ある神経発達症の特性がみられる場合があります。また、知的発達症は、様々な器質的疾患に伴うことが知られていますので、原因を見極めるためには追加検査が必要となる場合があります。

血液・尿検査

　行動異常や精神症状を呈する疾患を鑑別診断するために行います。落ち着きがない，あるいはぼんやりしている場合，甲状腺機能亢進症や低下症が原因の可能性がまれにあります。そのほかには，落ち着きのなさや一見落ち着きがないように見えるレストレスレッグズ症候群では，鉄欠乏性貧血やフェリチン低下の関連性が示唆されています[2]。行動異常は，血液検査や尿検査でごくまれに判明する代謝性疾患などでも起こりうる場合があります。運動が苦手なケースでは，まれに筋肉の病気などが見つかる場合があり，特殊な検査も含みますが，血液検査で判明することがあります。ASDの症状が，染色体や遺伝子の病気（アンジェルマン症候群やレット症候群）でも見られることがあるため，遺伝学的検査をする場合があります。また，薬剤療法なども考慮される場合には，薬剤療法前に血球成分や肝腎機能などが問題ないことを確認することがあります。言語発達の遅れや知的な問題がある知的発達症の中には，染色体や遺伝子異常などが原因の場合があります。

脳波検査

　てんかんの合併がなくても脳波異常を認める率は，ASDで19〜52%，ADHDで5.6〜39%程度です。神経発達症の行動異常に脳波異常（特に前頭部）の関連が示唆されています[3]。また，ぼんやりしていることが不注意の問題とされていたお子さんが欠神発作を持つてんかんであったとの報告がありますが，症状の出現の仕方などを確認すればほぼ鑑別可能です。持続的な高頻度の脳波異常は，認知機能との関連が示唆されており，聴覚失認や失語を認めるLandau-Kleffner症候群では，知的発達症と間違われることがありますので，脳波検査が必要です。また，徐波睡眠期持続性棘徐波を示すてんかん性脳症では，多動や攻撃性などの行動変化がみられることがあり，もともとADHDがあったものが顕在化したのか，疾患によるものかの判断が難しい場合があります。

画像検査

　頭部MRI検査は，基本的に問題がないことを確認するために行います。極めてまれな疾患ですが，小さい頃からではなく7歳前後から急に落ち着きがなくなり，成績が低下して書字障害の症状等が出現する副腎白質ジストロフィーはMRIで所見を認めます[4]。同じく，まれですが，ASD様やADHD様の症状が前頭部の脳腫瘍によることもありえます。さらに，左右差のある不器用では，胎生－周産期の発症が想定される微小な脳梗塞などの名残や，脳室の大きさの左右差等が見つかる場合があります。また，全体的に運動発達が遅い，不器用，動きがぎこちない，出生が早い，出生体重が軽い等の場合には，脳室周囲に所見を認めたり脳室の形が通常と異なる場合があります。脳室周囲に所見を認め，足に痙性（突っ張り）がある場合，軽度の脳性麻痺と診断される場合があります。言語発達の遅れや知的発達症の中には，脳の解剖学的な異常が見つかる場合があります。

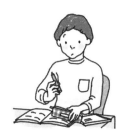

第**5**章

主な神経発達症

🔑 キーワード

SLD, DCD, ADHD, チック症群, ASD, IDD

　神経発達症は，診断がひとつだけとは限りません。この章では，主な神経発達症である**限局性学習症（SLD），発達性協調運動症（DCD），注意欠如多動症（ADHD），チック症群，自閉スペクトラム症（ASD），知的発達症（IDD）**について，一つひとつ見ていきましょう。

限局性学習症（SLD）

Aさんの様子…宿題を嫌がる

　Aさんは，特に小学3年生ぐらいから，宿題を嫌がる，中でも漢字ドリルにとりかかるのに時間がかかる，そしてやり始めてもすぐにやめていました。Aさんの母親はそのことが気になっており，それも受診した理由のひとつでした。読み書きの困難さがあったとしても，1年生，2年生は学習の内容がとても難しいというわけではありませんので，頑張ればある程度ついていけることもあります。ただ，3年生から漢字も難しくなりますので，読み書きの困難さがあることをお子さんも保護者も体感するようになることが多いです。読みに関しては，記憶力があれば，文字として読むのではなく，教科書の文章を覚えこんであたかも読んでいるように音読するお子さんがおられます。

（⇒本章「Aさんの様子…運動が苦手で不器用」に続く）

学習障害（LD: Learning Disabilities）・限局性学習症（SLD: Specific Learning Disorder）と聞いてどのようなお子さんを想像するでしょうか。保護者であれば，「勉強が苦手」というイメージを持たれるかもしれません。学校の先生も保護者と同様の意味合いで学習障害という言葉を使用されています。教育における学習障害（文部科学省の定義）は，「聞く，話す，読む，書く，計算する，または推論する能力」に困難さがある状態のことを示します。一方，医学における限局性学習症（SLD）は，「読み・書き・そろばん（計算）」に困難さがある状態のことを示します。よって，「聞く」「話す」と表現される聴覚言語の障害と「推論する」能力の障害を含まない医学における限局性学習症（SLD）は，それらを含む教育における学習障害と比較して「障害を認める学習の範囲」が狭く，異なることに注意が必要です。SLDは，発達期に始まる「学習に関して特異的な（全般的ではなく明確にその分野のみに限った）神経発達症」です。そのため小学校入学後に障害が顕在化しやすく，就学前には気づきにくい神経発達症のひとつです。ただ，就学前に気づくこともあります。

就学前から後の読み書きの困難さの気づき

　就学前：「文字を読むことに関心がない」「単語の発音を正確に言えないことがある」「自分の名前やことばを言いながら，（“グリコ”の遊びのように）一音一歩ずつ移動するような遊びができない」「文字や文字らしきものを書きたがらない」ということがあると，入学後に文字の読み書きの苦手さが出るかもしれません[1]。

　就学後：発達性読み書き障害と言われるように，読みの問題があれば，書字の問題もあります。読みの問題がなくても，書字の問題のみある人もいます。読みの問題は，遅い，間違えるですが，本質は読みが「遅い」こと，つまり「逐次読み（文字を一つひとつ拾って読むこと）」に集約されます。知的な問題がなければ，ひらがな，カタカナは読めるようになります。とにかく「遅い」ことが，読みの問題の核となる症状です。

　「読みの問題」を家庭や学校で判断するには，次の点を見極めるとよいで

しょう。初めて新しい単元の文章を読む際は，かなりたどたどしくても，音読を繰り返すようになると一定のスピードで読めるようになります。しかし，文末を間違えているところは必ず同じように間違える，さらに新しい単元の文章を初めて読むとき，それまで慣れ親しんでいた文章はすらすら読めるのに，極端にたどり読みになるなどです。新しい単元の文章が，前の単元の文章よりはるかに難しくなることはないので，今まで読めてきたスピードより，かなりゆっくりでたどたどしくしか読めないという大きなギャップがあれば，読みの問題があると考えます。音読を繰り返すと一見すらすら読んでいるように見えるのは，文字を読んでいるのではなく，音読している文章を音声として丸暗記したものを声に出しているからです。また，文字を読むと疲れやすい"易疲労性（疲れやすさ）"があります。学校の勉強はまだまだ文字を読むことによって身につけていくことが多いです。SLDのお子さんが「学業不振」となる過程を図で示します（図3）[2]。さらに，日本語の読み書き障害があると，将来，英語学習でもつまずくことが知られています。

「書きの問題」では，「カタカナ」が覚えにくいです（ひらがなも兆しはあります）。図形的には，カタカナよりひらがなのほうが曲線もあり複雑ですが，カタカナは使用頻度が低く覚えにくいのです。さらに，漢字も覚えにくく，

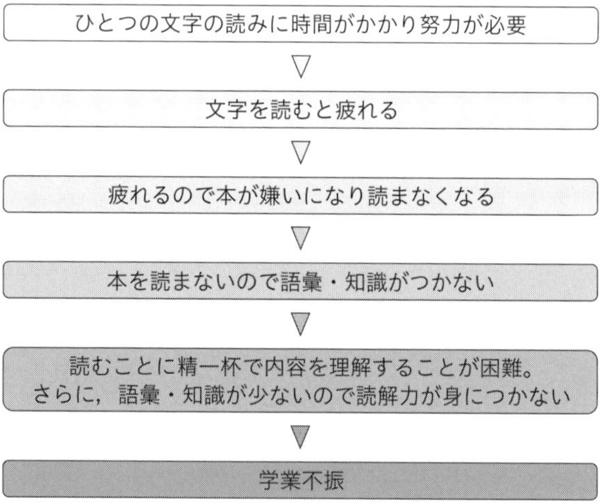

図3 ● 学業不振となる過程（文献[2]をもとに作成）

「山」「川」等の象形文字は覚えやすいのですが,「親」等になると一度覚えてもまた忘れることを繰り返します。3年生になると漢字が難しくなり,1,2年生ではついていけていても,書字困難がある場合,漢字を覚える困難さを突きつけられます。また,がんばり屋のSLDのお子さんは,新しい漢字20個から10個出題するような小テストでは7〜8割書けるのに,学年末に3年生で新しく習った漢字200個から10個出題するようなテストでは1〜2割しか書けない,となります。覚える量が少ない漢字のテストでは,前日に一生懸命勉強すればある程度の点数が取れますが,1日の勉強では間に合わないほど出題範囲の広いテストでは,小テストより取れる点数の割合が明らかに低下します。難しい漢字が定着しにくいことが日本語の書字障害の症状です。

「計算の問題」は,計算の速度が遅いけれども,小学校では算数のテストの時間が十分に取られているので,正しく解答すれば問題ないとされ,気づかれにくいです。学年が上がり,一定時間内に多くの問題を解くことが要求されると,時間が足りなくなります。計算はできるが文章問題ができない場合,数学的推論ができない「算数障害の問題」なのか,文章理解ができない「読みの問題」なのかの見極めが必要です。

診断

知的能力障害,視力,聴力,精神や神経疾患,心理社会的逆境,不適切な教育指導によってはうまく説明できない学齢期に始まる読字障害・書字障害・算数障害を認める場合に診断します。詳細はDSM-5-TR[3]をご確認ください。読字とは「読字の正確さ,読字の速度または流暢性,読解力」,書字とは「綴字の正確さ,文法と句読点の正確さ,書字表出の明確さまたは構成力」,算数とは「数の感覚,数学的事実の記憶,計算の正確さまたは流暢性,数学的推理の正確さ」を示します。DSM-5では,読字の障害の代替用語として初めて「ディスレクシア(dyslexia)」が取り上げられました。さらに,ICD-11[4]では,SLDは発達性学習症(developmental learning disorder)となっています。この「発達性」というのは,「生まれつきのもの(先

天的なもの)」のことを意味します。

　重症度は，軽度（学習するのにいくらかの困難さがあるが，特に学齢期では，適切な調整または支援が提供されれば補償される），中等度（学習するのに際立った困難さがあるため，学齢期に集中的に特別な指導がなければ学業に習熟することは難しい），重度（ほとんど毎学年ごとに集中的で個別かつ特別な指導が継続して行われなければ，それらの技能を学習することは難しい）となります。

●診断の実際

　まず読字，書字，文章の理解や記述，計算，数的推論においてなんらか習得の困難さがあれば「限局性学習症」とし，次に読字の障害を伴うもの，書字表出の障害を伴うもの，算数の障害を伴うものを特定します。また，知的な遅れがないこと，視聴覚に異常がないことを確認します。さらにまれな疾患として，文字の見え方がぼやけて見え，読字に困難が生じるアーレンシンドロームがあります。教育環境上で学習する機会があったことを確認し，SLDの可能性が高いということを判断して神経心理学的過程や認知機能の検査を行います。また，読み書きの困難さに応じた指導がなされていても困難さが6カ月以上持続していることが診断基準となっています。よって，小学校入学時から読み書きの困難さがあり，それに応じた指導がなされていても困難さが持続しているのであれば，1年生の10月頃から診断されることもありえますが，多くの場合，早くても読み書きをある程度習得したはずの小学1年生の終わった以降で診断されることが多いです。就学前に読み書きの練習を一生懸命していても明らかに習得が悪い場合，その時点で将来的にSLDの診断がつく可能性は高いと判断します。

　「読み」の困難は，次の判断基準を用います。①「読み書きの症状チェック表」（表5）[5]で読字困難が7項目以上該当する。②ひらがな音読検査で4つの音読検査（❶単音連続読み検査，単語速読［❷有意味・❸無意味］検査，❹単文音読検査）のうち2つ以上の検査で音読時間（もしくは読み誤り）が平均の2SD（標準偏差［標準的な平均値との差］の2倍）以上遅い[5]。①と②を満たす場合にディスレクシアの診断基準を満たすと判断します（低学年

表5 ● 読み書きの症状チェック表（文献[5]，p.4より）

読字	書字
①心理的負担	①心理的負担
□ 字を読むことを嫌がる	□ 字を書くことを嫌がる
□ 長い文章を読むと疲れる	□ 文章を書くことを嫌がる
②読むスピード	②書くスピード
□ 文章の音読に時間がかかる	□ 字を書くのに時間がかかる
□ 早く読めるが，理解していない	□ 早く書けるが，雑である
③読む様子	③書く様子
□ 逐次読みをする（文字を一つ一つ拾って読むこと）あるいは，逐次読みが続いた	□ 書き順をよく間違える，書き順を気にしない
□ 単語または文節の途中で区切ってしまうことが多い（chunkingが苦手）	□ 漢字を使いたがらず，仮名で書くことが多い
□ 文末が正確に読めない	□ 句読点を書かない
□ 指で押さえながら読むと，少し読みやすくなる	□ マス目や行に納められない
□ 見慣れた漢字は読めても，抽象的な単語の漢字は読めない	□ 筆圧が強すぎる（弱すぎる）
④仮名の誤り	④仮名の誤り
□ 促音（「がっこう」の「っ」）撥音（「しんぶん」の「ん」）拗音などの特殊音節の誤りが多い	□ 促音（「がっこう」の「っ」）撥音（「しんぶん」の「ん」）拗音などの特殊音節の誤りが多い
□ 「は」を「わ」と読めずに「は」と読む	□ 「わ」と「は」，「お」と「を」のように，耳で聞くと同じ音（オン）の標記に誤りが多い
□ 「め」と「ぬ」，「わ」と「ね」のように，形態的に似ている仮名文字の誤りが多い	□ 「め」と「ぬ」，「わ」と「ね」のように，形態的に似ている仮名文字の誤りが多い
⑤漢字の誤り	⑤漢字の誤り
□ 読み方が複数ある漢字を誤りやすい	□ 画数の多い漢字の誤りが多い
□ 意味的な錯読がある「教師」を「せんせい（先生）」と読む	□ 意味的な錯書がある（「草」を「花」と書く）
□ 形態的に類似した漢字の書き誤りが多い（「雷」を「雪」のように）	□ 形態的に類似した漢字の書き誤りが多い（「雷」を「雪」のように）

＊chunking: 文字をまとまりとして読む

で漢字を習っていない児童では，漢字の項目が該当しないため，7項目でなくても診断することがあります[2]）。

　「書字」の困難は，次の判断基準を用います。「読み書きの症状チェック表」（表5）で書字困難が7項目以上該当します。また，改訂版 標準読み書きスクリーニング検査（STARW-R）——正確性と流暢性の評価』を用います。読字障害がない，「書字」だけの障害つまり書字障害（書字表出性障害）が

あります。「読解力」は，語彙理解力，意味理解力などの検査を組み合わせて用います。「算数障害」の「計算」は，算数障害の症状評価のための課題，「数的推論」は，算数思考課題を用います[5]。この算数障害の評価のための検査法は，妥当性が検証されていません。認知処理能力だけでなく基礎的学力を個別式で測定できる検査，KABC-Ⅱの下位尺度である算数尺度は，計算と数的推論があり，スクリーニングとして情報が得られます。妥当性が検証された算数障害の評価のための検査法の早期の確立が望まれています。

　『大学生の読字・書字アセスメント』という，18歳以上の学生における読み書きに関してアセスメントできるものも出版されています[6]。大人の発達障害も注目されていますが，大人のディスレクシアへの理解が深まることがディスレクシアの子どもたちの支援にも有用だと考えます。

就学前の対応

　就学前は，文字の読み書きを教えるのではなく，文字学習の土壌を整え，豊かにする関わりや活動が大切です。読み書きの土壌を豊かにする活動は，言葉の音への意識を高める1対1での絵本の読み聞かせがおすすめです。読み聞かせにより，文字への関心が高まり，多彩な語彙や，表現，話の展開の仕方に触れることで，話す力，聞く力を含めた全般的な言葉の発達が促されます。また，絵本を共有する楽しい経験は，子どもの情緒発達にとってよい影響があります。他には，①言葉の一つひとつの音の意識を育てる遊び（グリコ遊びなど），②言葉の音で遊ぶこと（しりとりや逆さことばなど），③文字の扱い（生活の中での文字への気づきの促しやかるた遊びなど）があります。

治療・介入・支援
●読字

　治療の第一歩は，解読が自動化されて一文字が楽に読めるように「解読指導」を行うことです。次に意味がわかり聞き覚えがある語彙を増やすための「語彙指導」を行います。「解読指導」と「語彙指導」という2段階方式で指導するとかなりの改善が期待できます。

①解読指導「T式ひらがな音読支援」：平仮名1文字（清音，音，半濁音，勧音）が縦横ともに5cmほどの紙に書かれたものを使います[2]。その文字カードをシャッフルして子どもの目の前に出し，文字カードを見たらすぐに読み上げるように子どもに指示します。すぐに読めたらA，少し時間がかかった，言い間違えて直したりしたらB，読めない，間違って読んで言い直しもなかったらCと分類します。A，B，Cのカード数を記録します。Aのカードは除いて，BとCのカードだけをシャッフルし，子どもの目の前に出して，すぐに読み上げるように指示します。間違えた / 読めない文字はそのつど正しい読み方を教え，正しく音読させます。BとCのカードをすべて終えたら，もう一度集めて音読の練習を繰り返します。5分ほど練習したら終了し，もう一度すべての文字カードを集めて，練習前と同じ要領でA，B，Cに分類します。練習前のA，B，Cの数と練習後の数を比べて，「Aが何枚増えたね」「BとCが何枚減ったね」と具体的な成果を伝えて，その日の努力を評価し褒めます。この指導法の狙いは，「楽によどみなく読めるようになること」＝「解読の自動化」を目指しています。毎日1回5分の練習を21日間続けると，かなりの上達が見込めます。文字カードのほうがおすすめですが，「音読指導アプリ」を用いることもできます（アプリを検索して入手してください）。

②語彙指導：見覚えのある，意味がわかる，聞き覚えのある言葉を増やすことで，音読の速度を高めるための指導です[2]。国語の教科書で知らない言葉を抜き出し，❶読んで聞かせ，❷意味を教えて，❸例文をつくる3段階で指導する方法が効果的です。「見覚えのある，聞き覚えのある，意味がわかる」という語彙が増えることがポイントです。字を読むことに慣れると，❶文の中に見覚えのある単語を見つけ，❷そのイメージを浮かべ，❸それに呼応する聞き覚えのある読み方を記憶から出し，字を読むことに慣れてくると，❹声に出す，というようになります。つまり，文を読んでいても，実は文字を読んでいるわけではないのです。語彙指導により文章の音読速度が改善し，黙読が可能になりますが，効果を実感するには半年以上は必要です。語彙指導の補助教材にiPad用アプリ「ことばのべんきょう」があります。ゴールは，「黙読で意味がわかる」ことです。

漢字の読みの指導は，熟語で学習するとよく，同じように❶読みを教える，❷意味を教える，❸例文を作るという3点を大切にします。親和性の高いものが身につきやすいので，ルビが振ってある漫画本（セリフに熟語がよく出てくる『ドラえもん』等）で勉強するとよいです[2]。

●書字

　「書字」，特に漢字に関する研究は「読み」よりも進んでおらず，現在までに効果が明確に報告されている方法はありません。ひらがなやカタカタは，読めると書けるようになります。見本の文字をそのとおりに書くことが難しい場合，繰り返し視写するよりは，ひらがなのパーツやどう運筆するかを認識できるようにします。「棒粘土」で文字を作る，補助線付きのマスを色分けして「黄色から青へ，そして赤で終わり」と運筆する向きや位置を明確にする，スリットに沿って鉛筆を動かすと正しい文字が書けるカードを使用する，腕全体を動かして文字を書く，文字の形をことばで認識する（「な」であれば，横線［─］，縦線［｜］，点［˙］，した，くるっと［ぬ］）とよいです。

　カタカナは，ひらがなに比べて習得度が低下します。混乱しやすい「シ」「ツ」等は，ひらがなの運筆順になぞらえると覚えやすいです（図4）[7]。小学3，4年生以降では，漢字の書字困難が浮上します。漢字は，読めて意味がわかること，「形をよく見て，部首や特徴的な部分に気がつくこと」を優先します。低学年で漢字がある程度書ければ，学年関係なく，よく似た形の「馬─鳥，顔─頭」や色の漢字「赤・青」など漢字の形の特徴や意味のまとまりで覚えます。また，「池，海，湖」など水（氵）に関する漢字などのゲームや「形を決まった言い方で言語化して順に認識・記憶する」などがあります[7]。効率的な漢字学習には，筆順によって身につけた運動企画の関与が示唆されています[8]が，有効性は不明です。

●算数

　「算数障害」に関す

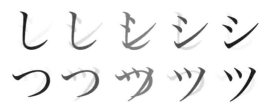

図4 ● ひらがなの運筆順にカタカナを当てはめる（文献[7]より）

る研究自体は最も進んでいません。診断に使用可能な標準化された検査（検査の実施条件や結果の処理方法が規定され，明確な評価基準がある客観性のある検査）の開発が望まれます。指導すれば，簡単な四則演算はできますが，学年相当の算数は理解できません。

●ICTと学習障害

　SLDのICT（Information and Communication Technology: 情報通信技術）教育は，「読み書き自体を学ぶこと」や「学ぶために読み書きすること」を助ける場面で有効です[9]。ただ，能力を代償することに保護者や教育関係者の一部は抵抗を感じる場合があります。米国や英国では，「印刷物障害（Print Disabilities）：印刷物しか用意されていない環境では，読むことの障害が生まれてくること」という用語があります。印刷された文字や文章の認識が難しいSLDの子どもなどの参加を前もって考慮して準備していないと障害が生じることを暗喩しています。教師が支えるのは児童生徒の「学ぶ権利」であり，「紙と鉛筆が使えるようになること」ではありません[10]。SLDのICT利用では，「読み書き自体を学ぶこと」と「学ぶために読み書きすること」のバランスが大切です。

有病率

　わが国の読字障害は，2007〜2008年の調査では0.7〜2.2％と推定されました[5]。現在は2〜3％と推測されています[11]。世界的には，子どもは5〜15％，成人は約4％です[12]。算数障害は3〜6％[13]で，ディスレクシアとの合併率は11〜70％[14]です。

併存症

　ディスレクシアは他の神経発達症と併存が多く，ディスレクシア128名の検証では，ADHD21.1％，ASD11.7％，DCD14.8％でした[15]。

経過

　SLDの症状は基本的に生涯持続します。経過は，障害の重症度，知的水準，併存症，意欲，周囲の支援状況により大きく違います。ひらがなは，使用頻度が高く，文字と音の対応もよいので，読み困難の程度は比較的軽いです。カタカナは，使用頻度が低く，読み誤りや逐次読みが残ることがあります。特殊音節（拗音，促音，長音）は，読み誤りや逐次読みが顕著です。漢字は，数が多く，1つの文字に複数の読み方があり，最も読みの問題が残ります。ひらがなが書けないままの経過はほぼありませんが，特殊音節の書字困難はときに残り，パソコン文字変換に支障をきたします。カタカナ・漢字の書字は，文字の形を思い出すことが難しいために，ひらがなですませてしまい，漢字テストの成績が低くなります。日本語のディスレクシアは，英語の読み書きも困難です。文字と対応する音（音韻）との対応関係がよい言語である日本語では，ある程度まで読み書きを習得できた軽症者が，綴りと音素（言葉に含まれる最小の音の単位）の対応関係が複雑な英語では，学習する段階になって初めてつまずくことがあります。英語の読み書きの検査は，現在，中学生を対象としたURAWSS-Englishのみです。リスニングは比較的得意で，多くは単に英語が苦手とみなされています。数概念の習得が不十分な場合，買い物や時間の計算等，生活上の困難さが出てきます。

　ディスレクシアの成人では，障害は生活機能に負の影響を及ぼし，生涯にわたり増強する傾向にあります。適応方法や代償方法を身につけることが必要です。限局性学習症の成人の実態が明らかになると限局性学習症の治療目標の明確化につながります[16]。

●SLDの受験について

　公立高校の入試（大阪府）では，障がい等の状況により配慮が違いますが，「学力検査時間の延長」「点字による受験」「代筆解答」「介助者の配置」「英語リスニングテストの筆答テストによる代替」「拡大した学力検査問題用紙又は解答用紙の使用」「別室受験」があります。在籍している中学校（出身中学校）に相談し，必要な手続きは中学校を通じて行

います[17]。大学入試センターの大学入学共通テストでは,「試験時間1.3倍延長」「チェック解答」「リスニングの実施方式の選択」「拡大文字問題冊子の配布（14・22ポイント）」「注意事項等文書による伝達」「別室の設定」などの配慮がされます[18]。

発達性協調運動症（DCD）

Aさんの様子…運動が苦手で不器用

　Aさんの問診や学校の先生の話から,運動が苦手で不器用さをもつことはある程度認識されていましたが,その症状があるから受診をしようとしたわけではありませんでした。DCDは,神経発達症の中でまだよく知られていない,気づかれていない疾患です。わかりやすい表現で言うと「運動が苦手で不器用」です。より身近な言葉では,「ぶきっちょ」「運動音痴」「運動神経が悪い」などがありますが,関西弁では「どんくさい」とも言われます。不器用であるとの主訴で受診するお子さんはまだまだ少ないですが,近頃はときどき見かけるようになりました。

（⇒本章「Aさんの様子…集中力が続かない」に続く）

DCDへの気づき

　発達性協調運動症（Developmental Coordination Disorder: DCD）は運動の不器用さを主な特徴とする神経発達症の疾患のひとつです。お子さんを育てていく中でどのような状態であればDCDを疑うのでしょうか。3歳ぐらいまででは,運動の発達が少しゆっくり,あまり動こうとしない,体を動かすことが好きではない,ボールなどに興味を持たない,体を動かしてもすぐにやめる,スプーンなどを使おうとしない・使い方がうまくない,などがあります。協調運動は年齢発達に伴って大きな変化があります。よって,DCDを疑う徴候は年齢によって異なります。

表6 ● 年齢別によるDCDの徴候（文献[19]をもとに作成）

年齢	徴候
0〜1歳	母乳・ミルクの飲みが悪い，離乳食を食べるとむせる，寝がえりが下手，お座りが遅い，はいはいが下手・遅い
1〜6歳 （就学前）	歩行開始が遅い，座位が不安定，ボタンやファスナーが下手，平坦な場所でも転ぶ，食べこぼしが多い
6〜12歳	体育（球技，体操，走る，ダンス等）が苦手，ひもが結べない，鉛筆の持ち方・箸の使い方が下手，文具や道具の使用が苦手，文字がマスからはみ出す

表7 ● 各年代における粗大運動・微細運動の発達の目安（文献[20]，p.412より）

	粗大運動の発達	微細運動の発達
出生〜1歳半	頚が座る（〜4か月） 寝返り（〜6か月） 座位（〜8か月） はいはい（〜10か月） 独り立ち・伝い歩き（〜12か月） 自立歩行（〜15か月）	ガラガラなどをつかむ（〜3か月） 手を伸ばして欲しい物をつかむ（〜6か月） 左右の手で物を持ち替える（〜9か月） 積み木を2〜3個積める（〜18か月） 手全体でつかむ全手把握（〜5か月） 母指と他指の腹側でつかむ，はさみ錠把握（9〜12か月） 母指と示指の先端でつまむピンセットつまみ（14か月〜）
1歳半〜3歳	後ずさりが転ばずできる（〜2歳） 手すりにつかまり一段ずつ足を揃えて階段を昇れる（〜2歳） その場で上にジャンプができる（〜3歳） 手すりなど持たずに足を交互に出して階段を昇れる（〜3歳）	ドアの取っ手を回すことができる（〜2歳） 小豆大の小さな物をピンセットつまみでつまめる（〜3歳） 積み木を10個積める（〜3歳） スプーンなどを使ってこぼさず食べられる（〜3歳） 一重の閉じた丸が模写できる（〜3歳）
3歳〜就学（6歳）	前に跳ぶことができる（〜4歳） 左右差なく片足立ちを5秒以上維持できる（〜5歳） 片足跳びが5回以上できる（〜5歳） 左右差なく片足立ちを10秒以上維持できる（〜6歳） 片足跳びが10回以上できる（〜6歳） 閉眼起立が10秒以上維持できる（〜6歳）	じゃんけんのチョキができる（〜4歳） 指を1本ずつ順に折っていくことができる（〜4歳） 服のボタンをはめることができる（〜4歳） スプーンやペンを動的3指持ちで持って使う（〜5歳） 四角が模写できる（〜5歳） 三角が模写できる（〜6歳）

表8 ● 園（5〜6歳）でDCDに気づくポイント（文献[1]より一部改変）

【体全体を使った運動やバランス】
①他の子と比べて，走り方がぎこちない，不自然である
②遊具やブロック遊びなど，身体を使う遊びで，うまく身体を動かしたり，スムーズに遊びをすすめたりできない
③長い時間座るときに，疲れやすく，姿勢が崩れたり，椅子からずり落ちたりする
【手や指を使う運動】
④絵などを描くときに，何を描くかは思いついているのに，描く動作（手の動きなど）がスムーズでなく時間がかかる
⑤お絵かきや塗り絵のときに，何を描いたか大人に伝わらない

　表6に年齢別によるDCDの徴候を示します[19]。また，家庭や幼稚園・保育園（以下，園）でも確かめることができる粗大運動や微細運動の運動発達について，表7に発達の目安を示します[20]。さらに，園でDCDに気づくポイントとして，CLASP（Check List of obscure disAbilitieS in Preschoolers; クラスプ）があります。5〜6歳児の運動に関するチェックリストで，5つのポイントをチェックします（表8）[1]。国立障害者リハビリテーションセンターのウェブサイト*から活用マニュアルが無料でダウンロード可能で，誰でも自由に使用することができます。

　小学校でDCDに気づくポイントとして，授業中座っている姿勢が崩れやすい，書字関係（字が汚い・筆圧の調整がうまくない・書くのを嫌がる・枠内に書くのが難しい・板書に時間がかかる），縦笛が苦手，はさみ・コンパス・定規がうまく使えない，体育を嫌がる，運動会が嫌い，球技・水泳・ダンス・体操・鉄棒・縄跳びが苦手などがあります。男児で立って排尿する際，チャックではなくズボンをおろさないとできないお子さんもおられます。また，日常生活では自転車に乗れない（小学生になるまでに乗れるようになることが多い）などもあります。

協調運動とは

　DCDの疾患名における「**協調運動**」とは「動作にかかわる筋群が適切な

---

* http://www.rehab.go.jp/application/files/4215/8408/8193/CL.pdf　（2024年2月1日閲覧）

組み合わせ，適切な強さ，適切な時間に活動して遂行される，円滑で効率的な運動」を示します。協調運動は「**粗大運動**」（体の重心の移動にかかわる姿勢，バランス及び大きな筋群の関与する四肢の運動・基本動作）と「**微細運動**」（手先を使って物を口に運ぶなどの小さな筋群の活動に関与する四肢の運動・応用運動）に分かれます。協調運動には，運動神経系，感覚神経系，筋・骨関係系など，運動発現に必要な身体要素のすべてが関連します[21), 22)]。

DCDの特徴

　DCDがあると，なぜ運動が苦手で習得に困難さがあるのでしょうか。DCDは，運動の学習障害[23)]であり，「運動学習の困難さ」が根底にあり，運動学習に関わる脳の働きの機能低下があります。運動制御・学習の脳の働きは，身体・環境・相互関係を様々な感覚で捉えた「入力」を統合し，「情報処理」をして知覚・認知し，運動の「出力」をし，フィードバックに基づき修正します（図5）。DCDの特徴である運動の苦手さは，「入力」「情報処理」「出力」の観点からみると捉えやすいです。

●「入力」の問題

・開眼の片足立ちはある程度できますが，閉眼の片足立ちは苦手です。これは，筋受容器からの伸縮の情報より身体部位の位置の情報を得る固有知覚（体性感覚）[24)]が低下し，視覚の入力の依存が高いので，開眼では視覚の補正ができますが，閉眼では視覚の補正ができず，低下している固有知覚で姿勢を保つことが難しくなるからです。DCDのお子さんは，視覚と触覚では視覚を優先します[25)]。書字の筆圧が弱いのは，感覚入力の問題も関連します。また，姿勢が崩れやすいのは筋緊張の低下の他に，崩れているという感覚も少なく姿勢を正さないためです。DCDのお子さんは，「身体図式」（関節や筋肉にある感覚受容器からくる，体の位置，動き，力についての感覚）が低下しています[26)]。さらに，追視・輻輳（近くを見るとき両眼が寄ること）等の眼球運動が苦手[27)]なので，フライボールの動きをとらえきれず，うまく捕ることができない原因のひとつになっています。

●「情報処理」の問題

・運動自体が不器用で，反復練習しても身につかず，習熟に時間がかかります。運動する際，この運動をしたらこうなると予測し，予測と結果が一致しない場合，その誤差を修正します。この誤差を把握し運動を修正，失敗した運動の抑制を脳内で繰り返すことで効率的かつ成功する運動が学習されます。DCDのお子さんは，誤差の認識や修正が困難なため，練習しても身につきくいのです。DCDのお子さんは，自分の指がどう動いているかの認識が，同年齢より低下しています[28]。よって「失敗から学ぶ」ことが難しく，できる運動を繰り返す・できる運動を積み上げていくほうが有効です。

・例えば，スキーが少し滑れるようになっても1年経つとすっかりできなくなり，再度，初回と同じように練習しなければならなかったりします。また，剣道を習い始めたお子さんが，靴ひもの蝶々結びはできても，面や胴などの防具を身に着ける際の蝶々結びには苦労し，防具をすべて自分で着けて剣道の練習を開始するまでに2カ月かかったと聞きました。靴ひもは真上から見ながら結ぶことができますが，剣道の胴のひもは自分の体の正面から90度回転した状態，さらに，面のひもは頭の後ろと，手元を見ずに蝶々結びをするのが難しかったようです。他の例として，テニスができるからといって，同様の動きをするバトミントンを始めても比較的早く上達することはありません。これらは，「こういうときは，こうする」という運動のモデル(内部モデル)(図5)を運動学習に

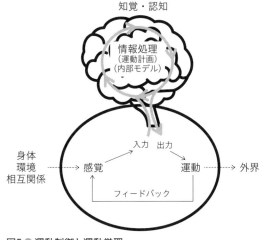

図5 ● 運動制御と運動学習

よって獲得しますが，DCDは，内部モデルが消失しやすく（学習の消去現象），内部モデルを瞬時に取り出して利用することが困難であることが原因です[29]。この特徴は，獲得した運動の維持だけではなく，獲得した運動（スキル）の「般化」（練習していない設定でも使用できること：靴と防具の蝶々結びの例）や「転移」（別の運動に応用：テニスとバトミントンの例）の困難に関連します。

- 運動イメージの想起困難があります[30]。運動イメージは，実際の運動を行わず本当に運動を行っているかのように筋肉の感覚をイメージすることです。運動イメージを早く正確に想起できれば，環境の変化に合わせて体を動かせ，運動が成功しやすくなります。

- 観察・模倣学習の困難さがあります。私たちは，日常生活動作などを他者の動作を観察し模倣することで身につけています。この模倣運動を行うための神経基盤としてミラーニューロンと呼ばれる，自己の運動時だけではなく他者の運動観察時にも活動を示す，運動に関連するニューロン（神経細胞）が報告されています。DCDは，このミラーニューロンシステムの働きが低下しているため[31]，観察・模倣学習の困難さがあります。ミラーニューロンシステムは，社会性の神経基盤でもあり，DCDがあると，ASDの特性でもある対人的コミュニケーションの困難さも認めることがあります。

●「出力」の問題

- 踊るのはもともと苦手ですが，音やリズムに合わせるとなると，より難しいです。音の合図の有無にかかわらず，リズミカルな動作に困難を抱えており，運動反応のばらつきと遅さがDCDの重要な特徴です[32]。

- 乳児期には，抱いたときにぐったりとして力がない，幼児期には，座る・立つの姿勢が悪い，身体を使う遊びをするとすぐに疲れるなどといったことがあります。このような状態は，乳児期では低緊張・筋緊張低下，幼児期では筋力が弱いといわれます。実際，DCDの子どもは，膝を曲げ伸ばしする筋力が弱いとの報告があります[33]。運動するときに，必要な感覚の入力や情報処理に問題がなくても，実際に動かすための筋力が弱いと運

動の出力に支障が出ます。

診断

　知的障害や視力障害，神経疾患によるものでなく，発達の早期から不器用で運動が苦手なことにより日常生活に影響，支障を認める場合に診断されます。詳細はDSM-5-TR[34)]をご確認ください。実際には，病歴（発達的，医学的），身体検査，学校または職場からの報告，および心理測定的に妥当性があり文化的に適切な標準化された検査（以下，標準化された検査）を用いてなされた個別的評価を臨床的に総合判断します。

●病歴（発達的，医学的）

　低出生体重児にDCDは多く，周産期情報（特に出生週数／体重）は大切です。遺伝要因も一部には想定されています。運動の里程標[35)]（milestone：マイルストーン）の到達が遅れることがあり，運動や知的発達，健診での指摘の有無の確認は重要です。小児の協調運動は年齢発達に伴って大きな変化があり，幼少期は評価が安定しません。実際，DCDは5歳より前に診断されることは典型的ではありません。5歳は，協調運動が向上している年齢であり一定の評価が可能となります。協調運動の評価項目もある「5歳児健診」[36)]は，発達障害等の問題点が見えてくる時期に適正に発見するという「適正発見」という観点からも重要です。2024年4月から全国に広まる予定となっています。

●身体検査

　協調運動障害がある場合，原因となる基礎疾患の有無の検討は重要です。ただし，基礎疾患の有無は問診や診察である程度判断できます。知的能力障害や視力障害も協調運動に影響がありますが，どの程度影響するかの詳細は現在まだ不明です。急性・亜急性・慢性の経過，発熱の有無，常同的な姿勢や運動・筋緊張の異常，反射の異常や原始反射の遷延化・ジスキネジー・感覚障害の有無を確認します。

　協調運動は，上記の検査のほか，神経学的微細徴候（SNS）を評価し包括的に判断します[22)]。

家庭や学校での日常生活活動における運動や動作に関して，日常活動がどのくらい妨げられているかの判断は，DCDの診断に必須です。5〜6歳児の運動に関するチェックリストCLASPやDCD-Qを参考にします。

　筆者の勤める病院では，協調運動の評価は標準化された協調運動検査であるM-ABC2（日本での標準化は未実施）の結果を参考にしています。国内で標準化されている感覚処理・協調運動の検査には，JPAN感覚処理・行為機能検査，日本版ミラー幼児発達スクリーニング検査がありますが，協調運動の評価に特化されているわけではありません。よって，現在本邦においてDCDの診断は，全例が標準化された協調運動の評価検査をして下されているわけではありません。

●視知覚の検査

　視機能の検査として，フロスティッグ系視知覚発達検査DTVP（Developmental Test of Visual Perception）の日本版があり，その後，DTVP2が出ましたが，国内での標準化は行われていません。2014年にDTVP3が出て，現在日本でも標準化作業が進行中です。日本で開発されたWAVES（Wide-range Assessment of Vision related Essential Skills）は，小学生で標準化されています。

●除外診断

　協調運動の問題は，視機能障害や特定の神経疾患に関連する場合があります。極軽度の脳性麻痺とDCDとの差異の見極めはときに難しいです。協調運動障害を認めるDCDと脳性麻痺（cerebral palsy: CP）は一続きである可能性を指摘する研究者もいます[37]。また，知的発達症（IDD）では，その重症度に対応して運動能力が損なわれています。注意散漫や衝動性に原因がある場合や球技等の複雑な協調運動が必要な課題に参加することに興味がない場合，課題の成績に影響が出ますので，課題の成績がそのお子さんの本来の運動能力を正確に反映していないことがあります。ADHDやASDによって運動能力が影響を受けているのか，それらがDCDと併存しているのかを見極める必要があります。また，関節が過度に伸展する関節過剰運動症候群（エーラスダンロス症候群，マルファン症候群等：しばしば疼痛の訴え

があり診察で発見されます）でもDCDと似た症状を示すことがあります。

> **●知的発達症（IDD）の運動について**
>
> 　地的能力と社会生活への適応能力の発達が遅れた水準にとどまっている知的発達症（IDD）は，多くの様々な運動課題の遂行に困難を認めます。IDDにMABCを実施した研究では，IQ50〜70の55名の81.8%（45名），IQ71〜74の115名の60.0%（69名）に運動困難がありました[38]。IDDの運動検査は，対象児と精神年齢が同一の通常発達児の成績を基準とした検討を行う必要があります。また，IDDの運動面の特徴として，運動は遅いが正確である"正確性優位群"と運動は速いが不正確である"速さ優位群"が存在します。この特性は認知面にもあり，熟考型と衝動型は正確性優位群と速さ優位群との関連性も指摘されています。IDDは，日常生活と検査現場での運動課題の成績が乖離することがあり，本来有している能力を運動課題では発揮しにくい障害かもしれません。IDDの運動技能に関しては，DCDの有無という観点だけではなく，より広い観点から捉えていく必要があります[39]。

対応

●年齢別のポイント

　DCDの可能性がある，診断の有無にかかわらず，発達や運動に関して家での子育ての考え方，園での対応，学校生活での具体的な対応のポイントを示します。

　誕生から1か月：赤ちゃんの「自発性運動」は，神経回路形成・成熟にとって重要な意味を持ちます[40]。ふだん多くの保護者がしている，赤ちゃんに触れる，語りかける，見つめるといったことが大切です。

　1〜6か月：自分の行動を外部環境に合わせて適応させていく重要な時期です。運動は単独で発達するわけではないので，動きの要素だけに着目するのではなく，自己身体の認識や知覚，認知能力の発達や社会的な関わりが運動行動に大きく影響を与えるという認識が必要です。

7～12か月：運動面（移動），認知面，社会面で大きな変化が起きます。発達の促進には，「動機づけ」と「能動性」がポイントです。「さわりたい」「あれはなんだ」という内発的動機が行動のきっかけとなります。周囲の大人が子どもにとっての「遊び」＝「楽しさ」を引き出せる環境づくりや関わりをすることが大事です。また，乳幼児期の「能動的な」移動の有無が，空間内での自己の位置関係を理解するうえで最も大切です。

1～3歳：歩行獲得期に親への能動的な働きかけが増加していることから，他者と経験を共有しようとする欲求が歩行の獲得を促す可能性があります[41]。歩行の獲得・成熟には他者との関わりの必要性が示唆されています[42]。

幼稚園・保育園：体を使った遊びを増やし，子どもの感覚や身体の成長を促します。感覚過敏がある場合，その子の好きな遊びや道具を通して，少しずつ苦手な感覚に挑戦する，感覚を和らげる材料を使うなどの工夫をします。

小学校：教室では手先の作業が必要な道具を使うことが多いです。1992年の米国の報告では，小学2・4・6年生の1日の学校生活の31～60%に微細運動が必要でした。微細運動の85%は紙と鉛筆を使う手書き作業で，コンピュータ等の操作は15%[43]でしたが，その後，教育にテクノロジーが導入され，2020年の再現報告では，幼稚園・小学2・4年生では，37.1～60.2%に微細運動が必要であり，手書きは3.4%～18.0%で，テクノロジーに使用される時間は，幼稚園（4.8%）・2年生（3.1%）・4年生（14.3%）でした。微細運動の割合は変化せず，手書きの割合は大幅に減少しました[44]。日本でも2020年からGIGAスクール構想が進められ，手書きの割合は以前より減少しているかもしれません。

次に，学習に関連がある協調運動の困難さやその対応のポイントを示します[45]。

●学習に関連がある協調運動の困難さと対応のポイント

①姿勢：姿勢の調整や保持する能力は，協調運動と密接に関連します。学校の椅子は滑りやすいので滑りにくいマットを敷くなどの工夫が必要です。

②書字：学習に関する非常に重要な複雑な運動行為です。鉛筆を正しく持

つことが大切です。筆跡だけでなく，筆運びや姿勢，鉛筆の持ち方を確認します。DCDでは「文字形態が崩れる」「文字のパーツの大きさの比率がおかしい」「文字や文がはみ出る，ゆがむ」という特徴があります[46]。三点支持の持ち方をすること，三角鉛筆や鉛筆グリップ，ガイド線がある用紙なども試します。

③**左利き**：左から右に書く場合，自分の書いた文字が左手で見えにくく，視覚的フィードバックが少なく不利です。結果，左利きでは手首を「かぎ爪」のように内側に曲げ，不器用な持ち方をします。日本人は約10%が左利きですが，神経発達症ではより多いです。書く紙を時計回り方向へ適度に傾ける，書いている文字が見えやすいように鉛筆の先から2.5cm離れた位置で持つなどの工夫をします。

④**整理**：時間的・空間的概念の理解に問題があると，机の中やかばんの中の整理，割り当てられた時間内に課題を仕上げること，時間割を把握することが難しいです。机の中のものの定位置を決め，使用後は同じ場所に戻す整理方法を教え，毎日のスケジュールを作って確認するようにします。

⑤**身体図式**：効果的に機能すると，課題の要求に応じて自動的，継続的，無意識に体の位置や動きを調整できます。例えば，塗り絵の場合，色が絵の線の内側に収まるように線の向きを変え，よい濃さに色鉛筆の圧力を調整させますが，効果的に機能しない場合，声かけします。

⑥**プラクシス**：運動を「観念化」し，「企画」し，「実行」する能力です。困難があると，身体を使う新しいスキルを習得するのが難しいという特徴があります。新しいスキルの習得時には，上から下に線を引くなど「課題の言語化」をすること，練習と反復が必要で定期的に教え直すことが不可欠です。

⑦**両側性統合**：様々な運動を身体の両側を協調して動かすことです。はさみを使う際，利き手がはさみを開閉し，反対側の手が紙の向きをうまく変えています。両側性統合に問題があると，利き手が決まるのが遅く，特定の運動パターンや順番で混乱し，自動的，習慣的に行うことができません。利き手の決定を促すには，利き手で作業しながら反対の手で容器を持っているようなゲームをするなどがあります。

⑧**バランス**：バランスの維持は，数種類の感覚入力に基づきます。右利き
で横に字を書いていくとき，身体の重心を右に移すことにより腕をスムーズ
に移動できる微妙な身体の調整は，姿勢背景運動と呼ばれます。バランスを
向上させるには，子どもの運動の好みを尊重し，最初はゆっくりとしたリズ
ムのある動きから，徐々に速度を上げ，様々な姿勢をとるようにします。

⑨**微細運動**：うまく行うには，腕や手首を安定した位置に保ち，指だけを
動かす必要があります。微細運動の多くは，手首はまっすぐか，少し伸ばし
た位置で保たれます。不安定さを補おうとして，普通でない物の握り方や道
具の使い方をします。微細運動を向上させるには，手押し車等の肩，ひじ，
手首の安定性を高める運動と洗濯ばさみを使った作業等の指先を動かす運動
をします。

次に，科目別の困難さと対応のポイントを示します[45]。

●**科目別の困難さと対応のポイント**

体育：①「予習」と「復習」は両方大事ですが，過去にしたことがない新
しい運動では，わからず，やってみようと思わないので，「予習」が大事です。
ソフトボールでは，バットの持ち方と振り方，そしてグローブのはめ方，ボー
ルの取り方・投げ方を予習します。バットの振り方もわからないと本人が困
ります。水泳もスイミングなどで水に慣れておきます。泳いだ経験がないと
対応できず，授業が嫌になり，参加拒否につながります。②単純な運動はで
きるようになりますが，「複雑な運動・難易度が高い運動はできない」[47] です。
般化や転移は難しいです。例えばマット運動では，前回りがやっとできたら，
いったん終えて成功体験を味わってもらいます。向上という意味で，前回り
の次は後回りに挑戦と言われたら，途方に暮れます。また，ここであきらめ
たらもったいない，と言われると余計に苦しいです。本人に合った目標を決
め，できたら「できてよかったね」と言って終わりにします。③運動会の体
操やダンスも嫌がります。動きを単純にし，できる動きで一緒に参加します。
運動が苦手な子どもが運動をするには，「わかる」「できる」「やってみたい」
と思えることが大切です[48]。

音楽：縦笛は，吹く動作と指で穴を完全に押さえる動作を同時にやるのが

難しいです。笛を縦に持つと穴も見えないので，見えるように水平に持って吹いたりします。穴上部にシリコンキーが付き，少ない力で穴を簡単に完全に塞ぐことができる笛も考慮されます。リズムもとりにくいので，複雑なリズムであれば，単純化するなどの工夫が必要です。

家庭科:針と糸を使うことを授業前に少しやっておくと，多少拒否感は少なくなります。

その他:書字では書いている感覚がよくわかる紙や下敷きを使用する，コンパスはキャップをはめて使用する，定規はずれにくいものを選ぶようにします。

治療

DCDのお子さんの運動学習を実現するための介入アプローチには，(a) 課題指向型（活動・参加指向型）と (b) 過程指向型（障害指向型）があります。

(a) 課題指向型（活動・参加指向型）アプローチ：トップダウンアプローチ

個々の子どもに合わせた教え方や時間配分で，特定の課題における適切な運動技能を直接的に教えるアプローチです。文字をうまく書くことが目的であれば，姿勢，鉛筆の持ち方，筆圧，枠からはみ出すかなどの情報を集めて，うまく文字が書けるように課題を設定します。課題はスモールステップ（難易度・工程）で段階をつけ，できることを積み上げて動作を習得します。DCDのお子さんに対する課題指向型アプローチには，「CO-OP」（Cognitive Orientation to daily Occupational Performance）[49] や「NTT」（Neuromotor Task Training）[50] があります。CO-OPは学童期以上，NTTは幼少期が有用です。

CO-OP:作業遂行の問題に対して，子ども自身で解決法を発見することで，スキルを身につけていくアプローチです。CO-OPプログラムは，次の3つの段階から成り立ちます（略字は表9を参照）。

1)【準備段階】①COPMでゴールを決定。②PQRSで遂行の質の評価。③DPAで遂行の問題を分析。

2)【習得段階】①GSを子どもに伝え，問題解決のツールを手渡す。②

表9 ● CO-OPに使用される言葉の説明（文献[49]をもとに作成）

COPM: Canadian Occupational Performance Measure カナダ作業遂行測定	重要度（どれだけ重要か），遂行度（どれだけ上手か），満足度（現状にどれだけ満足か）について，子どもが1点から10点で採点
PQRS: Performance Quality Rating Scale 遂行の質評定スケール	子どもの遂行の質を大人が観察し，1点から10点で採点
DPA: Dynamic Performance Analysis ダイナミック遂行分析	①モチベーション，②課題の知識，③遂行能力で遂行の問題分析
GS: Global Strategy グローバルストラテジー	問題解決の枠組み「目標―計画（作戦）―実行（練習）―確認」
DSS: Domain Specific Strategies 領域特異的ストラテジー	子どもオリジナルの解決法

　　GSを使用し，DSSを発見。③作戦を用いて練習。④DPAを反復して用いて分析。⑤般化・転移を促す。

　3）【検証段階】①もう一度COPMを行い，ゴールが達成されたか確認。②もう一度PQRSを行い，遂行の質の変化を確認。③般化・転移を確認。

　NTT: 運動制御と運動学習に関する知見に基づいた個別指導のトレーニングアプローチです。NTTで訓練を受けた理学療法士が子どもの運動技能の長所と短所を評価し，どの認知過程または運動制御過程が運動技能の遂行の低下に関与しているかを分析します。そして，注意力の問題，失敗を恐れている，動機が低い，運動技能を実行する方法の理解不足等，どの運動制御過程が原因かを明らかにし，その特定された運動制御過程を技能指導で改善します。最終目的は，日常生活動作にも転移させることです。

(b) 過程指向型（障害指向型）アプローチ：ボトムアップアプローチ

　　運動遂行の困難さを脳や運動器などの発達の機能的な障害とし，その問題に焦点を当てて基礎的な要素を積み上げていくアプローチです。文字をうまく書くのが困難であれば，その原因が視覚情報処理，目と手の協応動作，手指操作にあると考え，紙と鉛筆を使用して迷路のトレーニング，ペグボード，ひも通し，ゴムを使った手の操作の訓練などを行い，改善を図ります。感覚統合（sensory integration: SI）療法，運動覚訓練法，視知覚訓練などがあります。

SI療法：子どもの学習，行動，情緒あるいは社会的発達を脳における感覚間の統合という視点で分析し，治療的介入を行うアプローチです。スイング（ブランコ遊具）等の大型遊具が設置された部屋で，子どもには遊びと認識されるように配慮し，子どもの意欲を引き出しながらセラピスト（療法士）と1対1で実施します。SIは「人間が自分の身体や環境からの感覚を整える神経学的過程で，環境の中で身体を有効に使うのを可能にする」とされます。

●両介入アプローチの効果について

DCD国際推奨[51]では，課題指向型が推奨されています。ただし，厳密に分析された報告では，「十分なエビデンス（裏付けされた証拠）がないので介入の効果は評価できない」との結論です[52), 53)]。また，推奨されていない過程指向型でも，介入の効果がないと確定されたのではなく，介入による効果の研究が十分に示されていないということです。現在は，課題指向型と過程指向型は適切に組み合わせて行うことが重要です。臨床では，協調運動検査の結果よりも実際の日常生活活動の困難さが改善されることや，学校や地域の活動に参加できるように支援を整えることがより大切です。

●薬剤療法

DCDに対する保険適応となる薬剤はないですが，併存するADHDに対する薬剤療法によって，多動・衝動性，不注意に効果を認め，微細運動の正確性が増し，書字が整うことがあります。研究では，筆跡は正確になりますが，滑らかさは低下するとの報告[54]があります。また，ADHD薬剤であるコンサータ®の投与前後の運動能力を検討した15件の研究をまとめた報告では，投与後の協調運動は28〜67％に向上がみられました[55]。理由として，「注意力が向上したことによって協調運動が向上した」「注意力と協調運動は独立して向上した」が推定されます。また，薬剤の種類により作用機序は異なるため，協調運動の向上の仕方も異なることが予想されます。どのような協調運動にどの薬剤でどのような効果が出るのか，今後明らかになっていくと

考えます。

有病率

　5〜11歳の児童における有病率は米国全体で5〜8%，英国では7歳の児童の1.8%が重度のDCD，3%がDCDの可能性が高いと診断されています。カナダ，スウェーデン，台湾では7〜8%です。男女比は2：1〜7：1の間です[34]。2017年の弘前市（青森県）における5歳児健診では，2,719名のうち5.4%の147名（男児101名，女児46名）にDCDがみられ，併存症はASD＝54名（36.7%），ADHD＝50名（34.0%），IDD＝44名（29.3%）でした[19]。ASDにおけるDCDの併存は50〜95%[56]，DCDとADHDのお互いの併存は50%ずつ[57]，DCDとディスレクシアもお互いの併存は50%ずつです[58]。

　DCD／ADHD併存例（DAMP症候群: Deficit in Attention Motor control and Perception）では，DCD単独やADHD単独と比較して，より広範で重篤な神経心理学的困難を示し，各疾患の脆弱性が組み合わさり相加効果を示します。神経ネットワークの変化は，DCDとADHDの特徴の合計ではなく，固有の神経ネットワークを示します[59]。DCDとASDの違いとして，一般的な運動能力は同等ですが，ASDは意味のある動作の模倣や命令のためのジェスチャーがDCDより著しく低下します[60]。7歳児409名の検討では，ADHD単独が7.4%，DCD単独が7.3%，両者を併せ持つDAMP症候群は6.6%で，重度のDAMP症候群は1.7%にみられました。DCDとADHD，それぞれの約半数がDAMP症候群に該当する結果でした[61]。

経過

　DCDのある子どもの50〜70%は成人しても不器用さが継続します[34]。大人のDCDは，運転，複雑な運動技能が必要な道具の使用，メモをすばやく書いたりすることなどの困難[34]が予想されます。

注意欠如多動症（ADHD）

Aさんの様子…集中力が続かない

　Aさんのような，集中力が続かない，気が散りやすい，物をよくなくす，計画どおりに順序立てて何かすることが苦手等の「不注意」の特性は，小学校高学年や，中には中学生になってからやっと気がつかれることが多いようです。ADHDの名称は一般にも広まってきていますが，ADHDといえば，小さいお子さんが，じっとしていられず落ち着きがない，待つことが苦手，絶えず動いている等の「多動・衝動性」がイメージされやすいでしょう。「多動・衝動性」を持つお子さんがいることは保護者や先生方にも認識されつつありますが，「不注意」の問題は，注意して観察しないと把握されにくく，ある程度の年齢になって，様々な課題に対応する必要が生じたときに露呈することがあります。ADHDは，最も発症率が高い神経発達症です。

　（⇒本章「Aさんの様子…目立つまばたきや頻回の咳払いがある」に続く）

　注意欠如多動症（Attention Deficit/Hyperactivity Disorder: ADHD）のお子さんは，年齢にもよりますが，同年代と比較して少し幼い雰囲気があります。小学校に入る前の**多動・衝動性**の症状は，じっとしていない，動き回る，手を振り切っていきなり駆け出す，順番を待てない，すぐ怒るなどです。小学校入学後も多動・衝動性は継続しますが，この頃から表出される**不注意**の症状は，聞いていないように見える，よく忘れる，期日を守れないないなどです。ADHDの問題は，「注意と行動をうまく制御できない」に集約できます。「集中できないこと」も「今していることに極端に集中してしまうこと」（「過剰集中」「過集中」といわれます）も，「注意を制御できない問題」です。保護者に集中できないことに注目して聞くと，「好きなこと（ゲー

ム等）をしているときはトイレに行かず，ご飯も食べずに5～6時間集中してやり続けるので集中力はあります」と返答されることが割とあります。このような極端な集中，つまり過集中も「注意を制御できない問題」と捉えると，ADHDの問題といえます。

　ADHDは，臨床像を観察することで診断されます。その中核症状は不注意，多動，衝動であり，その病態は①実行機能障害，②遅延報酬障害，③時間処理障害の3つの病態（トリプル・パスウェイ・モデル）[62]で捉えられています。

①**実行機能**：目標に向けて計画を立て，順序立てをして，自分の感情・思考・行動を効率的にコントロールする能力。障害されると，「計画性がなく段取りが悪い」「課題が遂行できない」「注意が逸れると課題を忘れる」「衝動的な行動になったりする」になります。

②**遅延報酬**：遅れて得られるより大きな報酬を優先して現在の問題を処理する"待つ"能力。障害されると「すぐにもらえる小さい報酬に飛びつく」「待てない」になります。

③**時間処理**：タイミングや時間配分を調整する能力。障害されると「時間配分ができずタイミングがわからない」「締め切りや約束を守れない」になります。

ADHDへの気づき

　年齢によってADHD症状の出方は異なります。

　就学前：主な徴候は「多動性」です。幼児期で不注意に気づかれることはまずないです。すでに多動・衝動性を認めるときもありますが，4歳までは非常に多様な正常範囲の行動から区別することは困難で，ADHDの確定は4歳以降となります。ただ，ADHDや限局性学習症をもつ養育者100名の報告では，子どもの状態に3歳までに気づいたのは67％で，その状態の内訳（重複あり）は多動が53％でした[63]。養育者は，「ADHDのお子さんの特性に3歳までにある程度の割合で気がついている」のです。また，多動・衝動性は，集団生活の中で目立つことが多いです。家庭では，保護者はきょうだいがいると多動・衝動性を感じやすいですが，いないと感じにくくなります。

家庭でも多動・衝動性が気になれば，園や学校での様子を先生から聞くとよいでしょう。

小学生：教室で立ち歩く多動・衝動性があると学校の先生は気がつきますが，「不注意の問題は気がつきにくい」です。立ち歩く子どもが目立つので，教室で着席していても授業を聞いていない不注意のあるお子さんを先生が認識することは難しいようです。授業中に集中していないと判断するお子さんに関して，保護者を通して先生に尋ねると，「『先生の話，聞いてる？』と聞いたときに『聞いてる』と答えるので，聞いています」といわれます。この質問では，授業内容は聞かなくても，「聞いてる？」との質問に対して「聞いてる」と答えている可能性があります。「聞いていたなら，今言ったことを言ってみて」と聞き，答えられなければ聞けていなかったとなります。不注意の有無はそこまで聞かないと判断できません。低学年のお子さんでも，診察中，回る椅子に座って1回転（360度）以上回れば，多動があると言ってほぼよいと考えます。多動がなくても90度程度左右に動くことはありますが，1回転以上回ることはほとんどありません。目に見える多動・衝動性は，11歳前後で落ち着きます。

このように，「多動・衝動性の判断はしやすい」のですが，「不注意の判断はしにくい」のです。「お子さんは集中力がありますか」と尋ねますと，「好きなことは何時間でもするので，集中力はあります」といわれます。この症状は，前述した「過集中」です。「宿題はどうですか」と問うと，「開始に時間がかかる，すぐに気が散る，長い時間がかかる」との返答をされます。不注意の問題は，好きではない課題に対してどのような姿勢で臨んでいるかという観点を持つと判断しやすいです。

授業中に鉛筆や爪を噛むのは，硬いものを噛み，顎の筋肉を強く使うことで，「覚醒水準が調整される」「注意集中が促される」「安心感や落ち着きが得られる」からです。やめると注意集中できず，不安やストレスを高める可能性があります。鉛筆や爪に代わるものとして，清潔が保てるゴム製の"噛むグッズ"があります。授業前や授業の途中に運動して覚醒を高めると，鉛筆・爪噛みがなくなることがあります。不安やストレスの要因があれば，取

り除くことも必要です[64]。

　国語を嫌がり集中がすぐ途切れるのに，算数の計算問題は集中して素早くできる一方，文章問題は極端に嫌がり，解こうとしない場合があります。読みが関連する学習のときだけに注意力や行動の問題が顕在化するのであれば，SLDの読みの困難さが根本的な原因である可能性が高いです。

　中学生：「中学校での提出物（宿題）がほぼ提出できない」ことを指摘され，初めて受診されることがあります。試験は点数を取れているのに成績の評価が悪いので，学校に尋ねると，提出物がほぼ出されていないことが発覚します。小学校では，提出物はすべて保護者がチェックしていたので問題ありませんでしたが，中学生になり本人に任せると提出物がほぼ提出されていなかったのが事の真相です。中学生になって提出物を出せない問題が突然出現したと思って受診されますが，小学校では周囲の環境により，問題が目立たなかっただけなのです。中学校は教科担任制で，数学の宿題が出されたら英語では宿題を出さないなどの調整はなく，提出期限もまちまちで一つひとつ把握しておく必要があります。すべき課題の難易度が高くなり対応できなくなるお子さんがいます。

　●**なぜ片づけられない？**

　不注意が主な問題です。あまり意識して行動していないので，片づいていないことに気づきません。そして，気がつくと散らかっている状態となっています。気づいて，片づけないといけないと思うと無性にやりたくなくなって，別のことをしたくなり，なかなか片づけ始められません。また，片づけ始めても目に入ったものが気になり片づけることを中断，忘れてしまうという悪循環があり，結局片づけられない，となります。机の上を片づけられないお子さんが，机に座ったら必ず目につくところに，「毎日机の上を片づける！」と書いた紙を張ったところ，毎日片づけられるようになりました。片づいていない机の上を見てではなく，張り紙を見たときに，「あっ」と気がつき，片づけるようになったと聞きました。

診断

　機能または発達を妨げるほどの，他の精神疾患ではうまく説明されない，不注意・多動性・衝動性が2つ以上の状況（家庭と学校など）で12歳前から持続する場合に診断されます。詳細はDSM-5-TR[65]をご確認ください。「不注意」は，課題から気がそれること，指示に従うこと・仕事や用事を終わらせること・集中し続けることの困難などが当たります。「多動性」は，不適切な場面での過剰な運動活動性のことで，走り回る，手足をそわそわ動かす・とんとん叩く，しゃべりすぎることなどを指します。「衝動性」は，事前に見通しを立てることなく瞬時に行われ，その人に害となる可能性のある性急な行動（例：注意せず道に飛び出す）のことで，すぐに報酬を欲しがること，または満足を先延ばしにできないことを示しています。

　重症度は，軽度（診断を下すのに必要な項目数以上の症状はあったとしても少なく，症状がもたらす社会的または職業的機能への障害はわずか），中等度（症状または機能障害は，軽度と重度の間），重度（診断を下すのに必要な項目数以上に多くの症状がある／いくつかの症状が特に重度。または，症状が社会的または職業的機能に著しい障害をもたらしている）となります。

●評価

　症状の評価尺度（治療効果の評価）には，「ADHD評価スケール（ADHD Rating Scale-V: ADHD-RS-5）」を用います。また，「子どもの日常生活チェックリスト（Questionnaire-Children with Difficulties: QCD）」で一日を通じての困難度を評価します。これらは第三者の評価です。Conners3は，本人（8〜18歳）も評価をすることができ，第三者の評価と比較できる構成となっています。

治療・支援

　ADHDは完治のない慢性の疾患と言われています[66]が，特性が持続していても，その特性による支障が生涯持続するわけではありません。環境調整に始まる心理社会的治療から開始し，薬剤療法は優先されません。薬剤療法は心理社会的治療が効果不十分な場合に併せて実施します。

表10 ● ADHDの子どもを育てるときの10の方針（文献[67]をもとに作成）

より素早いフィードバック（反応や意見）と賞罰（ほめる・過ちを正す）を子ど
　　もに示す
より頻繁にフィードバックする
より大きな，より強力なほうびを設定する
罰の前に努力目標を股定する
一貫性を保つ
とやかく言わず行動する
問題の起こる状況に対して，あらかじめ計画を練る
常に障害を見据える
子どもの問題や障害を自分たち親のせいにしない
許しを実行する

表11 ● 学校でのADHD支援の7原則（ADHDサポート）（文献[69]をもとに作成）

頭ごなしに叱らない
ルール，指示，手順などをわかりやすく提示する
達成可能な努力目標を決めて取り組ませる
ほめ方を工夫する
自分をコントロールするテクニックを身につけさせる
得意なことを生かし，自信を持たせる
注意の持続時間などを配慮した課題を与える
＋
大人から，「あたたかさ」と「わかりやすさ」を与える

●心理社会的治療

　①環境調整，②親への心理社会的治療，③子どもへの心理社会的治療，④
関連機関との連携という4領域の治療・支援をバランスよく組み合わせて実
施します。

　①環境調整：本人の「困り感」に沿って，本人が生活しやすいように周囲
の環境を工夫することです。環境には，物的環境と人的環境があり，生活の
場である家庭，学校の環境の把握が環境調整の前に必要です。基本は「ADHD
の子どもを育てるときの10の方針」[67]です（表10）。

　家庭の環境調整は，最小限の家庭内のルールを決め徹底する，一日のスケ
ジュールをパターン化する，学習する場所を決めるなどです。学校の環境調
整は，物理的な環境要因（黒板・机と机・先生・クラスメイト・掲示物から
の距離など）と人的（先生やクラスメイト）な環境要因（周囲の人の共通理

解や連携体制, 困った行動に対する適切な行動) に注目して対応します[68]。先生の立場では,「学校でのADHD支援の7原則」[69] が参考となります (表11)。

　②保護者への心理社会的治療: 保護者ガイダンス (ADHDと診断されたわが子のことを親自身が理解することを援助すること) が大切です。ペアレント・トレーニングは確立した治療法です。子どもの行動を3つに分け,「好ましい行動→ほめる, 好ましくない行動→無視, 止めるべき行動→警告の対応」をとります。また, 指示を出すときのポイントとして,「C (Calm): 穏やかに」「C (Close): 近づいて」「Q (Quiet): 落ち着いた声で」の「CCQ」が基本です。

　③子どもへの心理社会的治療: 支持的精神療法, アンガーマネジメント, 認知行動療法, SST (Social Skill Training; ソーシャルスキルトレーニング, 社会生活技能訓練), STP (Summer Treatment Program; サマートリートメント・プログラム), 遊戯療法がありますが, 対応できる小児科は限られています。SSTは医学領域だけではなく教育領域等でも知られていますが, 主に対人技能の獲得を目標としています。子どものSSTの特徴として, 子どもの全体的な社会的技能のレベルを高めていく「発達的視点」, 社会的技能が欠けている子どもを早期に発見し, 適切な指導をいて不適応感を予防する「予防的視点」, 重度の社会的技能を治療し, 集団場面への再適応を図る「治療的視点」があります[70]。実施上のポイントは,「やってみせ, 説いて聞かせて, させてみて, ほめて, またやる」ことが原則です[71]。

　④関連機関との連携: 前述の環境調整にも家庭−学校・園−医療の連携が欠かせません。

●その他の治療

　ADHDの注意力の障害をターゲットとしたビデオゲームが米国で2020年に開発され, すでに承認されており[72], 日本でも臨床試験中です。脳刺激療法も可能性があります[73]。

有病率

　日本の幼稚園・保育園に通う3〜6歳の先生・保育士の検討では，4.3%（9,956名のうち431名）にADHDの症状があり，男児は7.0%（5,114名のうち358名），女児は1.5%（4,842名のうち73名）でした[74]。また，583名の5歳児健診の追跡調査では，5.8%（34名）がADHDと診断されました[75]。有病率は，5%が妥当とされています[76]。日本の3,910名の調査では大人のADHDは推定値1.65%でした[77]。世界の有病率は，児童は7.2%，成人は2.5%でした[65]。国により児童や青年の有病率は0.1〜10.2%と異なります。女性より男性に多く，児童期で2：1，成人期で1.6：1です。女性は男性より主に不注意の特徴を示します[65]。

併存症

　ADHDは併存症を伴うことが多く，病因や病態が関連する「一次性併存症」では，ASD，DCD，SLD，チック症群，IDDに加え，精神病性疾患，てんかん，強迫症（Obsessive-Compulsive Disorder: OCD），睡眠・覚醒障害，排泄症（遺尿症，遺糞症）が含まれます。環境との相互作用で発症する「二次性併存症」では，反抗挑発症（「怒りっぽく／易怒的な気分，口論好き／挑発的な行動，または執念深さ」などが持続する），素行症（他者の基本的人権または年齢相応の主要な社会的規範または規則を侵害することが反復し持続する）などの「外在化障害群」と不安症，うつ病，心的外傷後ストレス障害などの「内在化障害群」があります。ADHD症状と不安症状のある場合，より慎重な経過観察が必要です[78]。

　ADHD53例の報告では，単独は18例（34%）で35例（66%）に併存症を認め，その内訳はASD＝42%，知的発達症・境界知能＝10%，チック症群＝2%，転換・解離性障害＝8%，適応障害＝8%，その他の不安症＝4%，気分障害＝2%，反抗挑発症＝18%，素行症＝6%でした[79]。ディスレクシアの併存率は25〜40%と多いです[80]。

経過

6〜28歳でADHDと診断され，17〜45歳まで経過を見た7つの報告のまとめでは，ADHDの持続率は5.7〜77%でした。ばらつきの原因は，研究全体で診断基準と情報源（自己報告と情報提供者による報告）が異なるためです。すべての研究で，60〜86%で症状が持続しています[81]。

チック症群

Aさんの様子…目立つまばたきや頻回の咳払いがある

　Aさんは，パチパチと目立つまばたきや頻回の咳払いが診察中にも認められました。この症状は，チックと呼ばれます。チックにも症状の出方により様々な分類がありますが，まとめてチック症群とされ，神経発達症の疾患のひとつです。特にADHDによく併存します。

（⇒本章「Aさんの様子…少しこだわりがある」に続く）

　幼児から中学生までのお子さんで，パチパチと目立つまばたきする，顔をしかめる，首をふる，肩をすくめる，咳払いをする，鼻をならす・吸う，「あっあ」と声を出すなど，周りからみて奇妙な動きや音，声を出すようなことがあります。首の動きはてんかんを疑って紹介されることがあります。これらの症状は，神経発達症のひとつである**チック症群**でみられ，症状としては神経発達症の中でも気づかれやすいです。チック症群は，他の神経発達症や精神疾患が多く併存するので注意深い評価が必要です。

チックとは

　チックとは，「突発的，急速，反復，非律動性の運動または発声」です。症状から「運動」と「音声」に分かれ，症状の状態から「単純性」と「複雑

表12 ● チックの種類

	運動チック	音声チック
単純性	「単純性運動チック」 ・持続時間が短い（千分の数秒間）まばたき，肩すくめ，四肢の伸展	「単純性音声チック」 ・咳払い，鼻鳴らし，うなり しばしば横隔膜や中咽頭筋の収縮によって引き起こされる
複雑性	「複雑性運動チック」 ・持続時間が長い（数秒間） ・頭の回転と肩すくめが同時に起こるような単純性チックの組み合わせも含む ・性的 / 卑猥な身振り（汚行） ・人の運動のチック様のまね（反響動作）	「複雑性音声チック」 ・わいせつな言葉，社会的に受け入れられない言葉の発言（汚言） ・自分自身の音声や言葉の繰り返し（同語反復） ・最後に聞いた言葉や音節の繰り返し（反響言語）

表13 ● チック症群の分類

チック	種類		持続期間
	運動	音声	
暫定的チック症	○		1年未満
		○	
	○	○	
持続性（慢性）運動チック症	○		1年以上
持続性（慢性）音声チック症		○	
トゥレット症	○（多彩）	○	

性」に分かれます。単純性と複雑性の境界は明確でないですが，「単純性運動」「単純性音声」「複雑性運動」「複雑性音声」の4つに分かれます（表12）。最も多い単純性運動チックの中ではまばたきが最多，単純性音声チックでは咳払いが最多です。

●チック症群

　チック症群は，チックの種類と持続期間によって4つに分かれます（表13）。

チックの症状・原因・対応

　症状は，出現・消失，増悪・改善を繰り返し，日・週・月・年単位で種類，部位，回数，強さが変動します。同症状が繰り返すこともありますが，別症状に変化することもあります。きっかけがわからないときも心理的／身体的状態に伴って起こるときもあります。多いのは，不安や緊張が増した，緊張が解けた，興奮したときなどです。学校より家でチックが出やすいとされますが，周囲を気にして不安が増す学校のほうが出やすいこともあります。また，チックは一時的あるいは部分的であれば抑制可能で，「不随意運動」（意図せず動いてしまい，自分では制御できない動き）とされてきましたが，現在は「半随意」と考えられています。チックをなぜしてしまうのでしょうか。チックの前にはムズムズする感覚やチックを出さずにはいられない衝動（前駆衝動）を伴うことがあります。幼少時は少ないですが，成長とともに感じる割合が増えます。チックを出すとこの感覚が軽快・消失するので思わずしてしまいます。

　原因は，遺伝と環境の相互作用で生じます。心因性で，特に親の育て方によって生じるという誤った考えが根強いです。

　対応は，「やめなさい」という指摘は，かえってチックを気にしたり，自信が失われたりするので避けます。本人がチックをやめようと思ってもやめられるとは限りません。また，幼児期では，大人が気にするほど本人も周りの子どもも気にしていません。一方，違和感を覚え不安になる，自信が持てなくなることがあります。チックにとらわれず本人らしく日々の活動ができるよう支援します[82]。

診断

　18歳以前に，薬などや他の疾患によるものではない，運動チックや音声チックを認める場合に診断されます。運動チックと音声チックの両者あるのかどちらか単独であるのか，1年以上続いているのかいないのかで，トゥレット症・持続性（慢性）運動または音声チック症・暫定的チック症と診断されます。トゥレット症は，多彩な運動チック，1つ以上の音声チックの両方が，

ある時期（同時でなくてよい）に1年以上続く場合に診断されます（表13）。

詳細はDSM-5-TR[83]）をご確認ください。てんかんや中枢神経系病変との鑑別が必要な症例では脳波検査，画像検査を行います。

治療

暫定的チック症の多くは，本人と家族の症状に対する不安を取り除く環境調整のみで自然軽快します。持続性（慢性）運動または音声チック症，トゥレット症では様々な随伴症状，併存症を伴うことがあり，日常生活に支障を生じる場合，心理社会的問題の対処にあわせて薬剤療法を考慮します。チックとうまく付き合いながら，自分らしく生き生きと成長していくこと（生活すること）を支えることが治療目的です。

●薬剤療法

わが国では保険適応のあるチック症に対する薬剤はありません。効果があるのは，アリピプラゾール（エビリファイ®），リスペリドン（リスパダール®），ハロペリドールです。その他，クロニジン（カタプレス®），GXR（インチュニブ®）があります。漢方薬には抑肝散，抑肝散半夏陳皮，甘麦大棗湯があります。併存のADHDも治療する場合にはGXR（インチュニブ），ATX（アトモキセチン®）を，併存の強迫症状にはフルボキサミン（デプロメール®）を使用します。薬剤療法を終了する時期について明確な基準はありません。

●認知行動療法

否定的な認知－気分－行動の悪循環から抜け出すために，柔軟な考え方やストレスを軽くする行動ができるように面接を重ねて修正を図ります。ハビットリバーサル（HRT），チック症のための包括的行動的介入（CBIT），曝露反応妨害法（ER）等がありますが，日本ではまだ行える施設が少なく，普及が望まれています。

有病率

小児5〜10人の1人にある時期に一時的にチック症群を認めます[84]）。トゥレット症は小児1,000人の3〜9人に認めます[83]）。

併存症

　チック症群の1,314名中713名（54.3%）にADHD[85]，5,450名中1,235名（22.7%）にSLD[86]，7,288名中334名（4.6%）にASD[87] を認めました。また，チック症群1,368名中684名（50.0%）[85]にOCD（強迫性障害：自分の意思とは関係なく，繰り返し浮かぶ考えなどで頭がいっぱいになり，それらを打ち消そうと特定の行為を繰り返す疾患）を認めました。

経過

　発症は平均4〜6歳，重症のピークは10〜12歳で，思春期を通して改善します。トゥレット症の頻度と重症度は59〜85%で年齢とともに低下します[88]。重度のチック症群の小児82例の経過は，成人で37%消失，44%軽症化，19%は中等度〜重度のチック症群が残存します[89]。子どもに認めることは一般的で，多くは暫定的チックです。チック症群は連続しますが，暫定的チック症とトゥレット症は違いがあり，さらに難治性のトゥレット症は特別な対応が必要です。

自閉スペクトラム症（ASD）

Aさんの様子…少しこだわりがある

　Aさんは，少しこだわりがあるようですが，友人関係やコミュニケーションも今まで問題ないので，ASDの診断はつかないと判断しています。ASDは男性に多いことが知られていますが，女性のASDは目立たないところもあり，注目する必要があります。

　　　（⇒本章「Aさんの様子…知的と適応の機能に問題なし」に続く）

自閉スペクトラム症（Autism Spectrum Disorder: ASD）のわが子に保

表14 ● ASDの早期徴候（文献[90]，p.123より一部改変）

月齢	症状
	みられないことが問題となる症状（陰性症状）
12か月までに	名前を呼んでも反応しない
	バイバイやうなずきといった簡単なジェスチャーをしない
	アイコンタクトを1〜2秒，続けられない
	笑いかけても笑い返してこない
	後追いをしない
18か月までに	親が指さして示した物を目で追って（その後，親の顔を見て確認）見ようとしない
	自分が興味のある物を指さしや見せるなどして他者と共有しようとしない
24か月までに	他の子ども（きょうだい以外）が近くにいても関心を示さない
	身近な大人の動作の真似をしない
30か月までに	人形やフィギュアを使った見立て遊び（食べさせる，車に乗せるなど）をしない
	あるとASDを疑うべき症状（陽性症状）
年齢関係なく 一般的に	一人で遊ぶことを好む
	他者の気持ちに気づかない
	おもちゃや物を一列に並べる，崩されると怒る
	同じ言葉やフレーズを繰り返し言う
	いつも同じおもちゃで同じように遊ぶ
	ささいな変化にすぐ気づき，不機嫌になる
	手をひらひらさせる，身体を前後にゆらす，くるくる回るなどの動作をする
	音，匂い，味，見た目，手触りに過剰に反応をする

護者が感じるのは，「どこか不自然・不可解・理解できない・奇妙 / 妙・不思議・違和感がある・一方通行・通じ合わない・無反応・言動がずれる・自分の殻に閉じこもっている・こだわる・がんこ・しつこい・同じ言動を繰り返す・ちぐはぐ・マイペース・過敏・神経質・共感性（他者の心的状態や感情を理解し適切な感情をもって反応する能力）がない」等の雰囲気です。すべてが当てはまるわけでなく濃淡もあります。

　ASDは，他者との関わり方で①孤立型（呼ばれても来ず，話しかけても答えず，まるで他人が存在しないかのように振る舞う），②受動型（人から関わられると受け身的な反応はするが，自分からはなかなか他の人に関わろうとしない），③能動・奇異型（自分から積極的に働きかけるが，一方的で，内容は自分の関心に限定され，相手の反応には無頓着）の3つの型があります。いずれの型も他者との関わりにおいては困難さを伴うことが一致してい

ます。ASDの早期徴候を表14に示
します[90]。

共同注意とASD

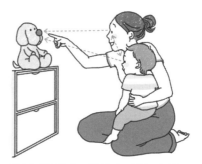

図6 ● 共同注意の例（矢印は視線の向き）

　ASDの徴候の判断は，「共同注意
行動（共同注意）」に注目すること
が最も大切です。共同注意（joint
attention）とは「他者と物に注意
を配分し共有すること」「相手の視
線を追って同じ対象物に対して視線を向ける現象」で，大人が指さしたもの
を視線で追う（指さし追従），興味を持ったものを指さしで大人に伝える（興
味の指差し），大人の視線の先のものを視線で追う（視線追従），興味を持っ
たものと大人とを交互に見る，興味を持ったものを大人に見てもらいたくて
見せにくる，などがあります（図6）[90), 91]。また，共同注意は，単に同じ物
に子どもと親が視線を向ける現象だけではなく，同じ物に子どもと親が持続
的な注意を向ける共同関与（joint engagement）現象でもあり，その基
盤にある「情動の共有」が子どもの心の発達を支えています[92]。さらに共
同注意は，「視覚的共同注意」だけではなく，「聴覚的・触覚的共同注意」も
含みます[91), 92]。

　一般に共同注意は生後9か月頃からみられますが，9か月以前でも皆無で
はありません。誕生後から母親と共感的に結びつこうとする子とその行動に
寄り添おうとする母親の間に存在する共同注意の基盤である「前共同注意」，
2か月から母子の多面軸上に共同注意対象が登場する「対面的共同注意」，6
か月から子が母親から物へ視線を向けることを母親がサポートする「支持的
共同注意」，9か月から子は母親と物を見ながら母親の顔にも視線を向ける
「意図共有的共同注意」，15か月から共同注意の交流の場にシンボル（目の
前の物だけでなく，それらを表す言葉や記号など）が登場する「シンボル共
有的共同注意」と「共同注意の5発達階層」を意識すれば，ASDの徴候が
あるかないかの判断のめやすのひとつになります。後にASDと診断される

子どもは，乳幼児期に共同注意が少ないか，まったくみられません。

ASDでよくみられる症状

　ここで紹介するのは，ASDだけに当てはまる症状や，1つあればASDの診断となる症状ではありません。当てはまらなくてもASDの診断がつく場合もあります。何歳で認めるのか，その症状による困難さなども踏まえた総合的な判断が必要です。ASDでよくみられる症状を次に示します。

　自傷行為（自らを傷つける）がある，夜泣きが多い，自分の思い通りにならないとパニックになる，細かいことにこだわりすぎる，よく奇声を発する，痛みに鈍感で痛くても泣かない，執着が強い，独り言をしゃべっている，オウム返しが多い，味や臭いに敏感で偏食が多い，特定の音に敏感，横目で物を見る，特定の遊びにこだわる，勝負や一番になることにとてもこだわる，一人遊びを好む，水遊び・砂遊びにこだわる，何度も何度も同じ遊びを同じやり方でする，気分のむらが激しい，予定の変更ができない／変更されるとパニックになる，自分なりのルールがある，会話の応答ができない，排泄・着脱衣・食事の自立が遅れる，表情に変化がない，物を回す，回っている物を見るのが好き，カレンダー・地図・道路標識・マーク・商標などを記憶する，教えもしない漢字や数字を知っていることがある，手先が不器用，歩き方・走り方がぎこちない，あるルールは頑なに守る一方で守るべきルールを平気で破る，他児の興味や感情に興味がない，考えが頭から離れない・変更できない，臨機応変な対応が苦手，集中が妨げられると混乱する，などが挙げられます[90), 93), 94)]。

　さらに，社会的関心の欠如または普通ではない対人的相互反応（人の顔を全く見ようとすることなしに手を引っ張る），奇妙な遊びの仕方（おもちゃも持ち歩くけれどもそれでは遊ばない），独特なコミュニケーション様式（ひらがなを理解しているのに自分の名前の呼びかけに反応しない）があります。2歳以降に，反復な行動が顕著となり標準的な遊びがなくなってきます。臨床的な識別は，行動の様式，頻度，強度によって判断します（日常的に物を並べることを2〜3時間も続け，どれかを動かされると泣き叫んでひどく怒

90

る等)[95]。クレーン現象（子どもが何かをしてほしいときに,相手の手を引っ張ってその何かを達成しようとする動作のこと）,内向きバイバイ,つま先歩きはよくみられますが,通常の子どもにもみられることがあります。ASDの診断には,ひとつの行動だけではなく,言葉の遅れ,こだわり,社会性やコミュニケーションなど,いくつかの特徴についての総合的な評価が必要です。

●女性のASD

1～2歳時は男児と同様に対人やこだわりにASD特性を認める女児の中には,その後,言葉の発達が伸びると,会話もできコミュニケーションにも問題がないように見え,周囲には特性による困難がいったん気づかれなくなる人たちがいます。ただし,思春期にイライラや落ち込み,不登校などが見られた際,学校での対人関係がうまく構築できず,初めてASDと診断されるケースが注目されています。"女性ASDのカモフラージュ"と表現され,女性のASDに注目する必要があります。さらに,男性の中にもカモフラージュを続けているASDの人たちが少数存在することがわかっています[96]。

診断

社会的,職業的に障害を引き起こすほどの,知的能力障害,または全般的発達遅延ではうまく説明できない,社会的コミュニケーションおよび対人的相互作用の障害と,行動や興味または活動の限定された反復的な儀式が発達早期から存在する場合に診断されます。詳細はDSM-5-TR[95]をご確認ください。

重症度は,非常に十分な支援を要する（レベル3）,十分な支援を要する（レベル2）,支援を要する（レベル1）となります[95]。重症度は,状況によって変化し時間とともに変動します。

●ASDの診断可能時期

特性が強く出るほど,診断の判断ができる年齢は低くなります。生後1年

の間に対人的相互反応への関心の欠如を示すこともありますが，ASDの行動的特徴は，乳幼児期に明らかになります。典型的には，「月齢12〜24か月」の間に気づかれますが，発達の遅れが重度であれば12か月よりも早く気づかれ，症状がより軽微だと24か月以降に気づかれることもあります。

　生後6か月過ぎから1歳までの間に，「通常なら期待される」発達速度が徐々に鈍化していくことによって，「通常ならこの時期にみられるはずの」共同注意などの対人行動がみられない，ということから1歳過ぎの早期診断が可能となります[90]。また，16〜30か月であれば，乳幼児自閉症チェックリスト修正版（M-CHAT）[90]も参考にします。陽性的中率（検査結果が陽性と出た人のうち，真に疾患を有している人の割合）は50%近くです。ただ，あくまでもスクリーニング検査なので，陽性と診断は別のものです。

●ASDの診断が遅れる原因

　特性が強くなく，就学後に初めてASDと診断される症例では，学校生活における対人関係のトラブルやいじめ，不登校などの理由で受診され診断に至ることがあります。また，ADHDの多動・衝動性の症状は表に出やすいので保護者や先生が気づきやすく訴えられやすいですが，併存しているASDの症状は気づかれず訴えられない場合，訴えのみをもとにすると，ADHDのみ診断されることがあります。ASDの併存があってもADHDとすでに診断を受けている場合は，ときにASDの診断が遅れがちになることがあり，注意深い診察が必要です。ASDの診断が遅れる要因は，

　　①ASD症状が軽度

　　②すでにADHDと診断済み

　　③保護者が子どもの性格の問題と判断

　　④保護者の育て方の問題と解釈

　　⑤女児

　　⑥学業成績がよい

　　⑦受動型（受け身的な人との関わりは可能）

　　⑧家族内のASDやADHD等の神経発達症の存在

　　⑨地域に専門機関がない

⑩過去に「グレーゾーン」といわれたが，じきに普通になると解釈[90]
などがあります。

治療と療育・発達支援

現在，ASDの核となる症状（社会的コミュニケーションおよび対人的相
互作用の障害と行動や興味，または活動の限定された反復的な儀式）に対す
る**根本治療は存在しません**。

ASDに対する治療・支援は，本人が社会で活動しやすくなる手助けであり，
最終的に本人が満足いくかたちで社会参加を実現することを目指します。
よって，医療，教育，福祉など多領域の協働が必要です。ASDの核となる
症状に対する治療で効果があるとされているのは非薬剤療法の**療育**です。

最近では，「療育」よりも「発達支援」の語がよく使用されています。発
達支援は「障害のある子ども（またはその可能性のある子ども）が地域で育
つときに生じる様々な問題を解決していく努力のすべてで，子どもの自尊心
や主体性を育てながら発達上の課題を達成させていくこと，障害のある子ど
もの育児や発達の基盤である家庭生活への支援，地域での健やかな育ちと成
人期の豊かな生活を保障できる地域の変革を包含した概念」と定義されてい
ます[97]。

●療育

ASDの子どもの早期療育は，症状軽減が速やかに認められるのでとても
重要です。ただ，早期療育の効果が青年期以降にも持続することが示唆され
ていますが，直接調べた研究はありません。療育の効果には個人差があり，
効果は子ども側の要因（年齢，性別，発達度合，ASDの重症度）と環境側
の要因（療育方法，養育の仕方，社会経済的背景）も影響します。「広く」（家
族の関与も密に）「長く」（早期に療育を開始し，発達の節目ごとに目標を設
定し直しながら継続）する療育は効果が大きく，アプローチを組み合わせる
療育が大切です。

●様々な療育プログラム

ABA（Applied Behavior Analysis: 応用行動分析）は，行動療法理論に基づく多様な技法を組み合わせて系統的に行われる療育プログラムの総称です。ABAは，行動に焦点を当て，何のためにその行動をするのかを分析します。分析方法のひとつにABC分析があります。A=「Antecedents: 先行事象（きっかけや直前のできごと）」，B=「Behavior: 行動」，C=「Consequences: 結果」を指します。以下にABC分析の例を示します（表15）。

表15 ● ABC分析の具体例

A．先行事象	B．行動	C．結果
自動販売機の前を通る	泣き叫ぶ	ジュースを買ってもらう

ある道の自動販売機の前を通ったときに，お子さんが「ジュース買って」と泣き叫んだとします。保護者が困り果ててジュースを買うと，この自動販売機の前を通る際に泣き叫ぶ行動が増えます。この行動を減らすには2つの方法があります。1つは，泣き叫んでもジュースを買わないこと，無理なら自販機の前を通らないことです。自販機の前を通る必要がある場合，もう1つは，「我慢」を2回できたら"いいもの"（シールなど）がもらえる「トークン（ご褒美，報酬）」を使う方法です。日本の2〜6歳のASD児におけるABAと非ABAの効果比較では，集団療育（非ABA）をより早期から始めると言語・社会性やコミュニケーションがより伸び，個人療育（ABA）を平行して受けると言語・社会性がより伸びるASD児がいることがわかりました[98]。

NDBI（Naturalistic Developmental Behavioral Intervention: 自然的発達行動介入）と呼ばれ，ABAと発達心理学的知見を融合したプログラムの総称です。より日常に近い場面で子どもと大人が関わり，適切なご褒美を与えて子どもの自発的な行動を促します。早期介入のガイドラインで発達的なアプローチと行動的なアプローチを組み合わせることが推奨されています[99]。

療育プログラムの違いを14件で比較した報告では，個人・集団介入の両方で「他者に対する社会的な交流の関わり合い」において療育プログラムの介入を受けたほうが効果を認め，個人介入では，「親の子どもへの応答性（子どもが働きかけたときに反応を返す）」にも効果を認めました[100]。

TEACCH（Treatment and Education of Autistic and related Communication handicapped Children）は，ASDの当事者とその家族を対象とした，ASDの当事者の自立とQOL（生活の質）向上を目的とした生涯支援プログラムです。ASDは「今，何が起きているか」「この後，何が起きるか」「どうすればいいか」「何をすればいいか」が明確でないと混乱するので，「構造化」を用いて状況理解を容易にします。構造化には，活動別に場所を決める「物理的構造化」，スケジュールを決める「個別のスケジュール化」，一連の学習や作業などの活動ができるようにする「ワークシステム」，会話ではなく「実物」「絵，イラスト」「写真」「文字」を通してコミュニケーションを整理する「視覚構造化」があります。

「**ペアレント・トレーニング**」は子どもとのよりよい関わり方を学びながら，日常の子育ての困りごとを解消し，楽しく子育てができるよう支援する保護者向けのプログラムです[101]。

SST（social skill training: ソーシャルスキルトレーニング，社会生活技能訓練）は，対人関係や社会生活を営むために必要な技術を身につけるために行います。

有病率

有病率は1〜2%です。男女比は3：1です。女子におけるASDの認知度は低いです。日本の報告では，6〜8歳児の13,558名の中でASDは281名（2.07%）[102]，生後32か月952名の検討でASDは29名（3.05%）[103]，5歳児5,016名の検討でASDは3.22%[104]，他の5歳児の検討では3.26%[105]でした。

併存症

ASDには1つの精神疾患が約70％，2つの精神疾患が約40％に併存します。26件の分析では，併存率はADHD（25.7〜65％），チック症群（2.6〜36％），不安障害（1.47〜54％），うつ病（2.5〜47.1％），統合失調症スペクトラムおよびその他の精神病性障害（4〜67％），強迫性障害（9〜22％），双極性障害（6〜21.4％）でした[106]。また，ASDの子ども101名中80人（79.2％）にDCDを認めました[107]。

ASD／ADHD併存症は，安静時の脳活動からASDとADHDの単純な合併ではない可能性があります。ASD／ADHD併存症のASDに関連する社会性の症状は，純粋なASDと同じ生物学的メカニズムですが，ADHDに関連する不注意の症状は，純粋なADHDとは異なる生物学的メカニズムが働いていました[108]。よって，ASD／ADHD併存症に対する概念を多少変更する必要があり，治療にも注意が必要の可能性があります。

一方，知的発達症との関係については，IDDを伴わないASDの診断率が高くなってきました。ASDのIDD（IQ＜70）併存率はこれまで70〜80％でしたが，最近は30〜40％となりました。2000〜2016年の間にASDと診断された4,269名では，2000〜2016年に診断されたIDDなしは，1,000名あたり3.8名から18.9名に増加，IDDありは2.9名から7.3名に増加し，増加率は497％と251％でした[109]。

経過

年齢とともにできることは増えますが，同時に，社会生活において期待される社会的機能も複雑で高度になり，通常発達との差は縮まりません[90]。一方，小児期にASDと診断後，青年期・成人期にはASDの診断基準を満たさなくなる症例は9％でした[110]。この経過をたどるASDは，児童期の認知機能が良好，社会的障害が軽度，早期から集中的な療育を受けています。

知的発達症（IDD）

Aさんの様子…知的と適応の機能に問題なし

　IQの検査結果や適応機能の観点から，AさんにはIDDの可能性は認められませんでした。小さい頃，特に言葉の発達がゆっくりだと感じる場合には，IDDの可能性を考える必要があります。また，実は発達がゆっくりであったとしてもあまり気がつかれず，小学校に入って学習がなかなか進まないとのことで受診され，診断されることがあります。

　（⇒第6章「Aさんの様子…寝る前に1時間半ゲーム・インターネットをする」に続く）

　知的発達症（Intellectual Developmental Disorder: IDD），いわゆる知的障害は，精神運動発達（「精神」は小さい頃は主に言語を指す）が全体的にゆっくり（遅れている）という特徴があります。幼児期では，言葉の遅れ，言葉数が少ない，言葉の理解がなかなかできないという症状から疑われます。先に例えば染色体異常の疾患がみつかってから，後に知的発達症とわかることもあります。

　軽度のIDDに早い時期から気づくことは難しく，わが子であれば学校の先生でも気がつきにくいようです[111]。気づくきっかけの多くは，「言葉の遅れ（発語の遅れ）」です。言語の発達は知能の発達と密接に関連します。ただし，保護者はわが子の言葉の遅れを心配しつつも個人差との判断や願いにより受診を後回しにしがちです。2歳で意味がある言葉（有意味語）がない，3歳で2語文がない場合，明らかに「言葉の発達の遅れ」と判断されますが，軽度のIDDはこの「言葉の発達の遅れ」の判断基準は満たさないことも多くみられます。「言葉が遅い」という相談の多くは「言葉の表出」が遅いことです。IDDを見極めるには，有意味語や2語文などの量だけでなく，質の

問題，言葉の理解，生活能力全般も評価します。

医療機関の報告では，IDDが重症であるほど初診時の年齢が早くなる傾向があります。IDDが重症であれば発達の遅さが顕著であり，早く受診し，その結果，早く診断されます。IDDが軽症の場合は，就学年齢近くにならないと困難さは生じにくく，早い時期での見極めは難しくなります。3歳児健診で言葉の遅れに着目しても，半数の軽度のIDDを発見することしかできません[112]。

学童期前では，ルールが複雑になると理解が難しく，その場を離れたり，ルールを破ったりします。就学直前でも文字の読み書きに興味を持たず，描いた絵も稚拙です。また，就学直後に問題に気づいても，「やればできるのにやる気がない」「勉強が嫌い」「担任との相性が悪い」「担任の教え方が悪い」等と理由づけされていることもあります[113]。小学校の就学前相談では，個人差もありますが，IQが60前半だと1年生からサポートが必要だと考えられます。またIQが60後半でも，学習の内容が難しくなる3年生から，サポートが望ましいと伝えています。

診断

発達期に発症し，概念的，社会的，および実用的な領域における知的機能と適応機能の両面の欠陥を含む障害を認める場合に診断されます。詳細はDSM-5-TR[114]をご確認ください。

「知的機能」は，いわゆる知能は学習，推論，問題解などの一般的な精神能力です。「適応機能」は，概念的領域，社会的領域，実用的領域の各スキルの集合体であり，人々が日常生活で学習し実際に行う行動です。

・概念的領域：言語や読み書きの能力，お金，時間，数の概念を理解して主体的に行動できる能力
・社会的領域：コミュニケーション能力，友情関係を築く能力，対人問題の解決，ルールに従う能力，社会的な判断ができる能力
・実用的領域：日常生活能力（身辺自立能力），職業能力，健康管理，旅行／移動，スケジュールや習慣，お金の使用，電話の使用などの能力

　重症度は，軽度（概念的な能力への支援が必要，会話は未熟で，複雑な日常生活でいくらかの支援が必要），中等度（概念的な能力は明らかに遅れ，会話は単純，日常生活で自立するには長時間の指導と時間が必要），重度（書き言葉，数，時間の概念はほぼ理解できず，単純な会話と身振り，すべての日常生活に援助が必要），最重度（物の使用・分類などを獲得するかもしれない，いくつかの単純な指示や身振りを理解，日常生活は他人に依存）となります。

●評価

　「知的機能」は，知能検査で評価します。明らかに平均より低い知的機能はIQが約70以下（平均より約2SD低い［SDは標準的な平均値との差である標準偏差を示し，2SDは100人中約97.7番目に位置する］）ですが，IQの測定では，約±5点の測定誤差（IQ70は65〜75の範囲）があります。米国知的・発達障害協会第12版（AAIDD12）では，IQが平均より約2SD以下であると知的機能の制約があると判断します[115]。「適応機能」は，臨床評価と評価尺度の両方を用いて評価されます。日本版Vineland-Ⅱ（ヴァインランド・ツー）適応行動尺度を用いることもあります。IDDは発達期に発症するとされていますが，この「発達期」の具体的な時期は，DSM-5-TRで明記がなく，AAIDD12では21歳以下となっています[116]。

　DSM-5-TRでは，IQではなく，主に適応機能の問題に基づく分類となりました。「IQが70以上の場合，実際には適応機能に問題があっても，IDDと診断しない」ということを防ぐことができます。支援ニーズからは，適応機能の低い領域を目安に診断するべきです。ASDでIQが85以上あっても社会性の適応機能が低い場合，総合的にIDDと診断することもあります[117]。

　重症度は，かつてはIQ値で分類されていました。しかし，IQ検査の結果の解釈においては臨床的な判断が重要です。IQ検査を知的発達症の唯一の診断基準として用いることは不十分で，適応機能と合わせて総合的に判断します。知的機能と適応機能はお互いに関連しますが，別の概念であり，等しい重みづけの評価が強調されます。現在，ICD-11[118]の診断基準に即して知的機能と適応行動を包括的に評価できる簡便なアセスメントツールである

Adaptive Behavior and Intelligence Test-Clinical Version（ABIT-CV）の開発が進んでいます。

原因

IDDの30〜40％は原因不明です[119]。遺伝要因と生理学的要因があります。

●境界知能について

「境界知能」とされるIQ71〜85は，かつては知的障害に含まれていました。ただ，IQ70〜85は統計学の計算上13.6％となり，3％と想定されていた，知的障害の発生率を大きく上回ることもあり，知的障害をIQだけでなく適応機能からも判断する定義となりました。しかし，この基準が無視されがちで，結果として知的障害の過剰診断を招くことになり，「境界域の知的障害」から，知的障害とは別の「境界知能」へ概念の位置づけが変更されました。一方，知的障害の概念を狭めたことが新たに知的障害の過少診断を招くこととなりました。知的障害と診断されないことで，必要なサービスや制度を利用できないIQ70台の人々が存在していることは問題です[120]。

IQが70〜75をわずかに上回る人（境界知能）とわずかに下回る人とは多くの共通点があり[121]，境界知能の人は軽度の知的障害と類似した困難を示し，支援が必要です。境界知能の人で，実行機能に問題があると知的障害とし，ないと境界知能とする考えもあります[120]。

治療や支援

基礎疾患があればその治療を行います。言葉の遅れを認める場合，必要に応じて聴力検査を行います。治療は，育児指導，生活指導，カウンセリング，理学療法（運動発達遅滞），作業療法（日常生活動作），言語療法（言語発達遅滞），薬剤療法があります。支援は，通園施設や療育センター（早期療育），保育園・幼稚園（障害児保育や加配），学校では，通常学級・通級指導教室・特別支援学級・特別支援学校で行います。多くの場合は成人後も知的水準が

低く，日常生活の適応に問題が残ります。福祉や教育などの専門家と多職種連携のチーム体制を組み，地域で支援していく必要があります。チームにおける医師の役割は，全体を評価し，長期ゴール，短期ゴール等の指針を示すことです。

有病率

1,000人あたり約10人です。世界の有病率は国や発展水準により異なり，中所得国では1,000人あたり約16人，高所得国では1,000人あたり約9人です。年齢により変化し，成人期よりも青年期で高くなります。一般的に男性は女性と比べて，知的発達症の軽度（平均男女比1.6：1）および重度（平均男女比1.2：1）のいずれにおいても診断される比率が高いです[114]。

経過

知的発達症は進行性ではないですが，特定の遺伝子疾患では悪化することがあります。重症度の時間的変化はありますが，一般的に障害は生涯にわたります。

④ — 読み書き障害は努力すれば克服できますか？

　読みに関しては，適切な訓練を受ければ，ある程度は改善（読むためにかかる負担や易疲労性が減少）しますが，基本的に克服というまでは難しいと思うとお答えしています。

　忘れられないお子さんがいます。今から15〜6年前，小学5年生の男の子が受診されました。母親から伝えられたのは，「こんなにも勉強しないと皆に追いつけないのは，うちの子どもに何かあるのでしょうか」ということでした。私立の小学校に入学され，さらに難関の中学校を受験する予定で受験勉強をされていました。平日は塾と家庭教師（2人），そして母親との勉強で1日5時間，休日は10時間勉強しているとのことでした。

　これまでの経験では，新しい漢字を覚えるとき，次の日には覚えているけれども，1週間経ってテストをすると1〜2割しか覚えておらず，毎日毎日復習テストをしながら，新しい漢字を少しずつ覚えていっているとのことでした。また，教科書を初めて読むのには時間がかかるようで，何度も何度も繰り返し読んである程度の速さで読めるようにしているということを伝えられました。ローマ字の習得も時間がかかったようです。塾の漢字テストでは，平均の70点は取れているとのことでした。塾に来ているお子さんや問題の難しさにもよると思いましたが，母親は「あんなにも勉強しているのに，平均点しか取れないのはおかしいと思う」と訴えられました。本人もまじめなお子さんで，「気を抜いて勉強しているわけではないけれど，どうしても70点ぐらいしか取れないのがつらくて悔しい」とのことでした。

　一連の検査をし，IQは110でした。ひらがな音読検査で4つの音読検査をしたところ，3つの検査は学年相応の平均的な速度で読めており，全く遅くありませんでした。しかし，無意味語の単語速読検査だけは，平均から−2.5SD（100人中約99.4番目に位置する）ほど遅い速度でしか読めず，検査していてとても驚きました。これらの結果となった理由は，本人が何度も目にしてきた文字，単語，文章の読みは今までの努力の成果によって平均的なスピードで読めましたが，無意味語の単語は，本人が初めて目にしたものであったので，本人の持つデコーディング（文字を音に変えること）の弱さが影響して読むスピードが遅くなったため，と考えました。よって，現在，診断基準は満たさないけれども，これまでの読み書きの様子と検査の結果を総合的に判断するとディスレクシアである，といってよいと思いますと伝えました。また，そうであれば，中学の英語学習にも苦労する可能性がありますと付け加えました。母親は納得されたようで，「今後受験をどうするかを子どもと相談します」と言われました。

　このお子さんのように，膨大な努力を注ぎ込めば検査の基準をクリアできる可能

性はありますが，その努力をし続けることは実際はなかなか難しいと思います。画期的な改善方法が発見されればよいのですが，さらに英語の学習のことも考えなくてはなりません。「膨大な努力を『本人が好きなことへ向けた方がよほど伸びるのに』と思うことがしばしばあります」[1] と述べられていますが，このお子さんの経験をしたときに，まさしくそのような考え方もあるのではないかと感じていました。

参考文献
1) 小枝達也・関あゆみ (2022) T式ひらがな音読支援の理論と実践. 中山書店.

　自閉スペクトラム症（ASD）のある小学5年生のS君は，書道の時間，前の席の女の子が墨汁の入った容器を落として白い靴下に墨汁の水滴がついて染みになったときに，「わはは」と笑ってしまい，問題となりました。学校の先生から電話で状況を聞いた父親が，S君になぜ笑ったのかを聞くと，「白い靴下に黒い墨汁の水滴がつく様が楽しかったから笑った」と言いました。お父さんが「自分の靴下が同じようになったらどうか」と尋ねると，S君は「自分の靴下であれば困ると思う」と言いました。父親は「自分がなったら困ってしまうようなことが他の人に起こったときには笑ってはいけないのだよ」と伝え，本人は納得しました。

　このエピソードはこれで終わったわけではありません。墨汁の件から1週間もたたない給食の配膳のときでした。配膳当番の子の白い割烹着にトマトケチャップが飛んでついたのを見たS君は，墨汁のときと同じように「わはは」と笑ったのです。周りにいた子どもたちは，前回のこともあったので，びっくりしていたようです。学校の先生から再度電話があり，父親が事の次第を聞きました。笑った理由はやはり赤いケチャップが白い生地にペタッとついたのがおもしろかったようです。前回の状況と同じなので，父親は「墨汁のときにそういうことを笑うのはよくないと伝えたはずなのに，なぜ笑ったのか」と問いました。そうするとS君は「お父さん，墨汁とケチャップは違うじゃないか」と答えました。

　確かに，墨汁とケチャップは違うのですが，墨汁でもケチャップでも服についてほしくないものがついた状況を笑うのはよくないという，いわゆる「般化（学習したことを別の状況に応用すること）」[1] がASDのあるお子さんは苦手です。S君には，墨汁に限らず，ケチャップでも泥でも牛乳でも，この状況は何がつくのかが問題ではなく，「着ているものに，ついてほしくないものがついてしまった状況を笑ってはいけない」ことが重要だと，再度丁寧に説明すれば理解が深まるのではないでしょうか，と父親に伝えました。

参考文献
1) トニー・アトウッド（著），八木　由里子（訳），内山登紀夫（監訳）(2012) アトウッド博士の　自閉症スペクトラム障害の子どもの理解と支援——どうしてクリスはそんなことをするの？　明石書店，p.41.

⑥ 知能は変化しますか？

　知能指数や発達指数は，大人数をまとめた検討では，年齢による変化は一般的にはあまりみられないという結果が多いです。ただし，個人個人でみると，知能指数は上昇，下降，上下，変動なし，と様々あります。ある人は上昇し，ある人は下降しますので，大人数の検討になると全体としてはあまり変わらないという結果になると考えています。

　実際，新版K式発達検査の発達指数（DQ）が75〜90＝35名，50〜74＝48名，25〜49＝29名，24以下＝12名と，知的発達症を含む124名の2，3，4，5，6歳における検討では，59%の子どもは15以上の変動をしていました[1]。また，健康青少年33名の平均14.1歳時の全体のIQ（FIQ）／言語性のIQ（VIQ）／動作性のIQ（PIQ）と平均2.84年後の平均17.7歳時のFIQ／VIQ／PIQは，それぞれ112／113／108と113／116／107であり，33名のそれぞれのIQの平均は変化がありませんでした。しかし，個人の変動をみるとVIQにおいて21%，PIQにおいて18%の人は，少なくとも15のIQの変動がみられました[2]。

　また，特別な教育の必要性を判定した小児334名の8.74歳と2.84年後の11.6歳における検討では，FIQ15以上の上昇は2.9%で下降は3.8%でみられ，FIQは6.7%が15以上の変動をしました。FIQ10以上の上昇は11.3%で下降は12.5%でみられ，FIQは23.8%が10以上の変動をしました[3]。同様に，小児科の神経外来を何らかの疾患で受診している小児225名の9.1歳と2.8年後の11.7歳における検討では，FIQは8.7%が15以上の変動をしました[4]。

　まとめると，2〜3年間におけるFIQの変動は，15以上（上下含む）が6.7〜8.7%でみられることになります。

参考文献
1) 瀬戸淳子・秦野悦子（1997）幼児期における精神遅延児のDQ推移とその変動要因. 発達心理学研究, 8, 53-64.
2) Ramsden, S., Richardson, F. M., Josse, G., Thomas, M. S., Ellis, C., Shakeshaft, C., Seghier, M. L., & Price, C. J. (2011) Verbal and non-verbal intelligence changes in the teenage brain. *Nature*, 479, 113-6.
3) Watkins, M. W. & Smith, L. G. (2013) Long-term stability of the Wechsler Intelligence Scale for Children--Fourth Edition. *Psychological Assessment*, 25(2), 477-83.
4) Watkins, M. W., Canivez, G. L., Dombrowski, S. C., McGill, R. J., Pritchard, A. E., Holingue, C. B., & Jacobson, L. A. (2022) Long-term stability of Wechsler Intelligence Scale for Children-fifth edition scores in a clinical sample. *Applied Neuropsychology: Child*, 11(3), 422-428.

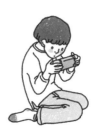

第**6**章

神経発達症とよく併存 してみられる疾患・問題

🔑 キーワード
ゲーム障害, 睡眠障害, 起立性調節障害, 不登校

　神経発達症は, 併存してみられることの多い疾患・問題にも注意が必要です。ここでは主なものとして, **ゲーム障害, 睡眠障害, 起立性調節障害, 不登校**について説明していきます。

ゲーム障害

Aさんの様子…寝る前に1時間半ゲーム・インターネットをする

　Aさんは就寝時間の1時間前からゲームをしていますが, 1時間ではやめることができず, 結局1時間半ぐらいして眠りについていました。神経発達症の診療において, ゲームやインターネットに関連する悩みをよく聞きます。年齢・性別を問わず, 子どもたちの一番のインターネットの使用目的は「動画視聴」です。次いで低年齢では「ゲーム」, 中高生では「SNS（ソーシャルネットワーキングサービス）」ですが, 性別でみると男子では「ゲーム」, 女子では「SNS」が多い傾向にあります[1]。思春期女子のSNS依存は, SNSそのものへの依存というよりは, 情報に取り残されることへの恐れや仲間外れへの不安などの様々な心理が影響しています。やるべきことをしてからゲームをすることになると, 寝る直前まで続けることにもなりかねず, 睡眠にも影響が出てきます。

（⇒本章「Aさんの様子…睡眠時間は8時間」に続く）

「ゲームの時間が長く，やめられずに夜遅くまで（夜中に起きて）やるので，朝起きられず学校を休みがちです」というような相談は多いです。このような子どもの「ゲーム依存」は，医学的病名では「**ゲーム障害**」といわれます。健全なゲームとの付き合いと「依存」との線引きはどこでしょうか。ゲームとうまく付き合っていくためには，どのようなことに気をつければよいのでしょうか。現在，専門家の中でも統一された見解があるわけではありません。

ゲーム障害とは

「ゲーム障害」の中核症状の「依存」とは，ある行動の行き過ぎとそれに起因する問題がセットになった状態です。ゲーム時間が長くなるにつれて，関連する問題が悪化します。行き過ぎかどうかは時間で判断しますが，何時間以上すると依存なのかといった「基準」はありません。

ゲーム障害の有病率

日本の10〜18歳，4,048名のアンケートでは，ゲームをやめたくてもやめられず，日常生活よりゲームを優先する「ゲーム障害」の傾向を示す子どもは約7%の282名で，小学生7.3%，中学生7.5%，高校生6.1%で，男子8.1%，女子5.3%でした[2]。

ゲーム障害における神経発達症

ゲーム障害は神経発達症の併存が多く，最も頻度が高いのはADHDです[3]。日本の精神科外来受診の12〜15歳の神経発達症（ADHD，ASD，ADHD＋ASD）132名のインターネット依存の検討では，ADHDが24名中3名（12.5%），ASDが83名中9名（10.8%），ADHD＋ASDが25名中5名（20.0%）でした[4]。また，ASDの子ども・青年155名とADHDの子ども・青年86名が対象のネット依存の検討では，小学校高学年66名では，ADHDが10.0%，ASDが8.3%でした[5]。ゲーム障害にADHDの併存の頻度が高い理由は，ADHDの症状である自己コントロールの困難さが関与し，特に衝動性はゲーム障害のリスクを高めることがあげられます[6]。また，症

状の重症度とゲームの過剰な使用には相関があります[7]。ゲーム世界は，遅延報酬よりも即時報酬が多く，選好性として流行のジャンルやソフトに傾倒しやすいです。ASDもゲーム障害に併存する頻度が高い神経発達症です。ASDの特定の興味に固執する傾向はゲーム障害に強く関連します。また，選好性として流行のジャンルやソフトに左右されない傾向があります[5]。

ゲーム障害の様々な影響

　日本の児童精神科医159名のアンケートでゲーム障害と診断された子どもの受診理由は，「不登校や欠席，遅刻」が84.9%，「生活リズムの乱れ」が68.6%，「暴力・暴言」が58.5%でした[8]。ゲームやネットの時間が増えると，睡眠時間が削られ，日中の居眠りが増え，頭痛・腹痛・倦怠感を訴えます。主訴の悩みごとの背景にゲームやネットの問題がないかを疑って話を聞く必要があります。

●オンラインゲームはなぜ依存性が高いのでしょうか

　ゲームは大きく「オンラインゲーム」（インターネット通信を使用）と「オフラインゲーム」（インターネット通信を不使用）の2種類に分かれます。前者は後者に比べてはるかに依存性が高いです。それには，「ゲーム側」と「人側」の両方の要因があります。お子さんのゲーム使用に関して問題を感じる保護者は特徴を知っておく必要があります。

　ゲーム側の要因：スマートフォン（スマホ）があれば，いつでもどこでも無料で始められ，ゲームに終わりがなく，コンテンツが頻繁にアップデートされます。ユーザーを虜にするストーリーがあり，魅力的なアイテムの入手や，自分のアバター（ユーザーの分身のように表示させるキャラクター）が成長して強くなったりすることで飽きさせません。ガチャ課金システム（課金によってゲーム内で利用できる道具［アイテム］や強いキャラクターなどを購入できる）のギャンブル性はゲームへの依存性を高めます。また，ログインボーナスやイベント開催で頻回のプレイを促します。他のゲーマーやグループとの競争があり，勝つことやゲー

ム内でのランキング上昇にはまりやすいです。達成感や成長，仮想世界
で仲間とつながる非日常感など依存しやすい要素も多く，特に戦いの
ゲームの依存性が高いです。

　人側の要因：実社会の友人とは異なる，ゲームの仲間（フレンド）と
一緒にゲームやチャットをするのが楽しく，実社会の友人がいない場合，
フレンドの重要性が増します。現実生活では，対人関係が不得手でも，
オンラインでは，外交的で社交的な感覚を持ちやすいです。現実生活で
の不安やストレスの軽減手段，現実生活からの逃避場所として，ゲーム
が使われます。やめにくい理由には，これまでに投入した時間やお金が
惜しくなっている場合があります。

ゲームについての相談への対応

　ゲーム障害の子どもへの対応の鍵は，「健全な親子関係の構築」です。健
全な親子関係の構築があれば，予防も含めたゲーム障害への対応はうまくい
く可能性が非常に高まります[3), 9)]。対応は，ゲーム障害が疑われるか，そう
でないかで分かれます[3)]。

　ゲームに関係した問題の初期に出てくるのは，【①時間が長い，②約束が
守れない，③課金の問題がある，④暴言がある】の4つで，1つ以上当ては
まるとゲーム関連問題が疑われます。ゲーム時間の長さの基準はなく，保護
者が長すぎると考える場合に当てはまります。

　「ゲーム障害」が疑われるのは，ゲーム関連問題が疑われてさらに【①ゲー
ムが生活の最優先事項になっている，②ゲームにより明確な問題が起きてい
る】の2つのうち1つ以上当てはまる場合です。「ゲームズテスト（GAMES
test）」（表16）[3)]を使用して，依存レベルを評価できますが，家族の評価は
実際より重めになりがちです。

ゲーム障害の予防

　ゲームは，何歳からであれば始めても大丈夫，という基準はありません。
ただ，日本の中学生549名の調査では，習慣的にゲームを始める年齢が5歳

表16 ● ゲームズテスト（文献[3]より）

過去12カ月について，以下の質問のそれぞれに，「はい」「いいえ」のうち当てはまるほうに○をつけてください。最後の質問については，もっとも当てはまる回答を1つ選んでください。なお，ここでいうゲームとは，スマホ，ゲーム機，パソコンなどで行うゲームのことです。

質問項目	回答	
	はい	いいえ
1 ゲームを止めなければいけない時に，しばしばゲームを止められませんでしたか。	1	0
2 ゲームをする前に意図していたより，しばしばゲーム時間が延びましたか	1	0
3 ゲームのために，スポーツ，趣味，友達や親せきと会うなどといった大切な活動に対する興味が著しく下がったと思いますか。	1	0
4 日々の生活で一番大切なのはゲームですか	1	0
5 ゲームのために，学業成績や仕事のパフォーマンスが低下しましたか。	1	0
6 ゲームのために，昼夜逆転またはその傾向がありましたか（過去12カ月で30日以上）。	1	0
7 ゲームのために，学業に悪影響がでたり，仕事を危うくしたり失ったりしても，ゲームを続けましたか。	1	0
8 ゲームにより，睡眠障害（朝起きれない，眠れないなど）や憂うつ，不安などといった心の問題が起きていても，ゲームを続けましたか。	1	0
9 平日，ゲームを1日にだいたい何時間していますか。	0 2時間未満 1 2〜6時間 2 6時間以上	

各質問に対する回答の数字を合計する。5点以上の場合，ゲーム障害が疑われる。

未満，6〜7歳，8〜9歳，10歳以上での比較検討で，若いほどゲーム障害のリスクが増えることが示されています[10]。本人や保護者にゲームの予防教育をすることもあります。現実の生活や友人関係を豊かにすることも大切です。

ゲーム障害まで至っていない子どもへの対応

　ゲーム障害に至らなくとも，障害への進行，金銭や対人関係のトラブルを未然に防ぐ必要があります。

1）**「やり過ぎ」と「依存」の境目**：「ゲームの過剰使用がある」「明らかな問題が生じている」が両方あればゲーム障害が疑われます。ゲーム時間は長いが明確な問題が起きていない場合，過剰使用です。ゲームズテストで確認し，ゲーム障害ではない場合，下記の対応をします。

2）**ルール（約束）を決める**：「守る，守らない」の「いたちごっこ」になるので，子ども自身が納得できる「ゲームをする時間帯（特に終了時間）」のルールを決めることが重要です。

　① **ネット機器は保護者が所有**：保護者所有のものを貸し出す形をとり，ルールが守れなかった場合は返却する，パスワードは保護者が管理すると，ネット機器を保護者が管理することへの承諾が得やすくなります。

　② **使用時間と使用場所を決定**：
　　・使ってはいけない状況を明確に
　　・使用時間と終了時間を設定（大まかで可）
　　・タイマー，使用時間のモニタリング機能を活用
　　・フィルタリング，ロック機能を活用
　　・家族の目の届くリビングなどで使用
　　・ネット機器を使用しないときの管理場所を決定

　③ **課金について決定**：保護者のクレジットカードは使わせず，課金の限度額（小遣いの範囲内）を決定し，使用状況を随時確認します。

　④ **オンラインゲームの設定に注意**：利用者情報を正しく登録し，パスワード等の登録情報を厳重に管理し，むやみに他人に教えないように指導します。

　⑤ **守れなかったときにどうするか事前に決定**：「取り上げる」「没収する」などのルールを決める際は，理由，期間，返却の条件を紙面に記載し，子どもに同意のサインをしてもらうとよいです。子どもの生活は変化するので，ルールはそれらに合わせて繰り返し話し合い，一緒に決めて，実践し，更新します。

　⑥ **家族全員で同じルールを守る**：保護者自身もゲームやネットのルー

ルを守っていることを示します。

3) **ゲーム以外の活動を広げ，ゲームをしなくてよい時間を提供する:** ゲーム以外の楽しみや興味（塾，部活動，習いごと，旅行）があると，ゲーム時間が減ります。「現実の生活の充実」が「依存の予防対応」です。

4) **背景を探る:** ゲームのやりすぎに至るまでに，家族が気づかない背景や問題が複数隠れていることがあります。子どもの特性，学校での対人関係，家族機能にも注意をします。

5) **ストレスからの「逃げ場」になっていないか:** ゲームが「日常生活のストレス」や「生きづらさ」から一時的に解放される「逃げ場」になっている場合，ストレスや生きづらさの原因に対応する必要があります。

6) **学校との連携:** スマホなどのゲームができるネット機器を購入する時期，ゲームによる問題が生じ始めた時期に，学校と連携して，依存の予防と重症化に早期に対処します。具体的には，校内にオンラインゲーム仲間がいる場合，どの時間帯に何時間，どのような集団でプレイをしているか実態を調べ，いかに学習に弊害をもたらしているか，複数の保護者が声をあげることで，「集団で深夜にするゲーム」について，学校での話し合いが必要なテーマとして意識してもらえるきっかけになる可能性があります。また，学校で導入するネット機器や本人が使用するスマホの購入が多い4月には「時間制限の機能」を各家庭に啓発することも必要です。さらに，ゲームに費やす時間の価値やゲーム課金に費やされる金銭的価値について学ぶ機会を作り，「時間やお金がもったいない」という意識を芽生えさせることも大事です。学校の「特別活動」における学級の議題を「適切なスマホ利用」として話し合うこともできます。

ゲーム障害への対応

1) **治療が必要な症状:** ゲーム障害の早期症状（夜中までゲームをする・ゲームのためにスマホを手放せない・睡眠時間が短い・成績が下がる・使用時間を守らない・注意すると暴言・ゲーム以外興味がない・ゲーム

　課金が多い）があれば受診の対象です。

2）**ルールを守らない，守れない**：ルール作りは「お互い納得できるまで，親子で話し合うこと」です。使用時間は保護者が一方的に時間を設定せず，子どもが何分か短くできるのであれば，それを守ってもらう形にします。

3）**ゲームばかりで学校に遅刻・行けない，成績低下**：学校や家庭の実生活にストレスを感じ，避難場所としてゲームに没頭することがあります。まず，家庭・学校の状況を見直して改善します。ゲームの時間を減らせば学校に行くようになるのではなく，学校に行きたくなるとゲームの時間が減るのです。

4）**「プログラマーになるので学校に行かない」と言う**：訴えを否定せず，「どうして・どのような方法でなりたいのか」「どのくらい本気か」など，話を聞いて気持ちを受けとめます。「プログラマーになる」と「学校に行かない」は別で，学校はプログラマーに必要なスキルを身につける機会にもなります。活躍するには，ゲームの技術だけでなく，自分の心と体を厳格にコントロールする必要があり，睡眠・食事など生活習慣を身につけるよう提案します。

5）**家族のお金を盗む，無断でクレジットカードを使用する**：子どもが課金を自ら打ち明けたら，注意だけではなく，打ち明けたことをねぎらいます。保護者が課金に気づいた場合は，子どもに伝える機会をつくり，感情的にならずやりとりします。課金に至った経緯を聞き取り，課金に対する考えを確認し，繰り返さないための方法を考えてもらい，妥当であれば取り入れます。財布，クレジットカード，パスワード，貴重品の厳重管理，小まめな利用明細の確認を提案します。

6）**暴力（暴言）がエスカレート**：ゲームが始まると，人が変わって攻撃的になり暴言を吐きます。依存が進行しゲーム時間が長くなると見られます。ゲーム時間が少ないとき，一定期間しない場合には，もとの静かな性格に戻ります。ADHD合併では暴力のリスクが高くなり，薬剤療法などで暴力傾向が改善することがあります。

7) **医療機関につなげるには**：ゲーム障害は回復可能な病気であり，治療を受けることは大切です。ただ，ゲーム障害の専門治療を受けられる医療機関[3)]は少ないです。本人が「それほどゲームの問題は大きくない」「自分はゲーム障害でない。自分を病人扱いしてほしくない」と感じている場合，医療機関以外の相談機関のほうが抵抗感は少ないです。

8) **ゲーム障害に関するキャンプ**：ゲームがない環境で，仲間とともに体験を通して，自分自身を見つめ直す活動です。国立青少年教育振興機構，自治体やNPO団体による活動など広がりつつあります。

●ゲームの取り上げ

　小学校低学年やゲームをやり始めて1年ぐらいであれば，ルールを明確化して守る約束をすることやゲームを取り上げることも効果的なときがあります。小学校高学年以上であれば，すでにゲームをやり始めて3年以上経っていることが多く，年齢的にも取り上げは効果的ではなく[3), 11)]，家庭内の暴力につながり，家族間の対立を悪化させることが多いため避けます。取り上げは，ゲームをめぐって対立することになり，「健全な親子関係の構築」とは相反します。一時期ゲームを取り上げても，問題が解決したり諦めて勉強をし始めるわけでもありません。ゲームと距離を取る際，話し合いと本人の同意が必須です。話し合いができる「健全な親子関係」を取り戻すことが目標です。

　「健全な親子関係」を取り戻すには，親がゲームを知ることです。種類や時間，場所，仲間などに関する情報だけでなく，一定の知識や興味を持って，そのゲームに魅力を感じているポイントや課金の目的など，子どもの動機に着目して，行動を観察し，話し合うことは，子どもがゲームとうまく付き合っていくことを支援するうえで有用です。子どももゲームについて話が通じる大人を求めています[12)]。ゲーム用語を知って会話することで，「親はゲームのことをわかっている」「ゲームに関心があって，自分を理解しようとしてくれている」と感じます。ゲームの魅力を理解してくれる親が，それでも懸念していることを伝え，それを

念頭に安全に使うための方法を親子で相談していく形を作ります。事前の相談に時間と手間暇を十分にかけます。

ゲーム障害の捉え方

　早期であれば対応できることが多くあります。基本はゲーム障害に陥らないような環境をいかに提供するかです。すでに長期の場合，ゲームをすることが，苦痛（それまで続いてきた悩みや痛み，苦しみ）から緩和される（＝「負の強化」）面があります[13]。やめられない理由には，楽しいからやめられない（＝「正の強化」）説がありますが，心理的苦痛の緩和という「負の強化」から説明される「自己治療仮説」[14]が当てはまります。

　神経発達症の子どもは生きづらさを感じており，特に対人関係のつまずきは心的苦痛を生みます。生きづらさを激しく感じると，その苦痛から逃れるためゲームが選択され，救われたと感じられたとき，その行為を続けます。ゲーム自体楽しいですが，やめられない根底には，苦痛の緩和があります。ゲームをやめることは，前の苦痛に身を置くことになり，激しく抵抗します。「ゲームは，心的苦痛と心理的孤立を和らげるものである」という理解も必要です[15]。

　回復には，回復しやすい環境が必要です。例えば，「ゲームがやめられない」と言っても，誰も悲しげな顔をせず，不機嫌にもならず，自分の立場や名誉が脅かされない家庭環境などです。その発言を回復の第一歩と考え応援し，寄り添います。保護者の真の願いは，「わが子のゲームをやめさせること」ではなく，「わが子がこの社会で生き生きと楽しく生活できること」のはずです[15]。

経過

　ゲーム障害の経過は明らかになっていません。9〜14歳の3,034名を対象としたシンガポールでの報告では，ゲーム障害と診断された219名で2年後も84%がゲーム障害を継続していましたが[16]，先の報告を含む9つの報告のまとめでは1年後もゲーム障害が継続したのは50%と，報告によりばらつ

きがあります[17]。神経発達症の生きづらさを抱えた人がゲーム障害になった場合には，自然緩解は期待しにくく，積極的な介入や治療が必要です。

　思春期の一時期にゲーム障害になったが「卒業」し，別の世界で活躍し始めた3症例の報告では，

　①ゲームの世界は，現実の世界で生きづらさを抱えた神経発達症の子どもにとって，安心・安全な「居場所」だった

　②ゲームには，他者とのコミュニケーションや社会があり，所属を生み，「社会へのつながり」としての役割があった

　③ゲームには「向上心を満たす」ための役割があった

という3つの共通点がありました。また，ゲームをやめようと努力した結果ではなく，既存の不登校診療，依存症診療，神経発達症診療を合わせ，試行錯誤しながら診療していたら自然に必要性がなくなりました。3症例からゲームの世界が奪われていたら，今ごろどうなっていたでしょうか。神経発達症のゲーム障害の診療では，ゲームのもつ「居場所」「社会へのつながり」「向上心を満たす」の役割に留意します[18]。

睡眠障害

Aさんの様子…睡眠時間は8時間

　Aさんは10歳ですが，22時30分に寝て6時30分に起きる8時間の睡眠は十分なのでしょうか。日本の子どもたちは，国際比較の中でも睡眠時間が短いといわれています[19]。日本の小学4年生の睡眠時間の統計では，9時間以上寝ているお子さんは60％少しいます[20]。睡眠時間は，個人差がありますが，Aさんの睡眠時間は十分とはいえないと考えます。また，寝る直前までゲームなどをしている影響を考えますと，質のよい睡眠が十分に取れていないと判断できます。

　　（⇒本章「Aさんの様子…朝の起きづらさ・立ちくらみがある」に続く）

　子どもには，「早く寝てくれたらいいのに，全然寝ようとしない」「夜中に起きる（未就学児）」「夜になってもゲームに熱中して寝ようとしない（小学校低学年）」「朝起きられず学校を欠席する日が増えている（中高生）」など，眠りに関する問題があります。成長過程にある子どもが十分な睡眠をとることは重要です。睡眠の問題「**睡眠障害**」は，通常発達のお子さんもよく発症しますが，神経発達症の子どもにはより多く合併します。

　子どもの睡眠障害の有無を判断する場合，「保護者の睡眠リズムが整っている」「保護者が夜眠る環境を作っている」ことの確認が大切です。子どもの睡眠リズムは，保護者の睡眠衛生環境に影響を受けます。不適切な睡眠衛生環境にある子どもを「夜眠れない子」「睡眠障害」と評価するのではないです。保護者が寝かせようと努力しても「眠れない状態」が「睡眠障害」です。

睡眠障害とは

　睡眠障害には，不眠症，睡眠関連呼吸障害群，中枢性過眠症群，概日リズム睡眠・覚醒障害群（約1日の周期を持つリズムを概日リズムといい，睡眠と覚醒のタイミングの異常を呈するもの），睡眠時随伴症群，睡眠関連運動障害群があります。

睡眠障害の有病率

　小児期と思春期の一般的な子ども全体における有病率は20～45％です[21]。中高生102,451名のアンケート調査による睡眠障害の内訳は，不眠症（23.5％），入眠障害（14.8％），夜間覚醒（11.3％），早朝覚醒（5.5％）でした[22]。

睡眠障害における神経発達症
●睡眠障害とADHD

　ADHDの25～50％に睡眠障害があり[23]，一般的な子ども全体における率より高いです[21]。不眠が多く，睡眠開始の困難（入眠の遅れまたは就寝

時の抵抗），睡眠維持の困難（頻繁な夜間覚醒または落ち着きのなさ），日中の眠気，起床時の倦怠感などがあります[24]。ADHDと睡眠障害との関係は，

　①ADHDの特性が睡眠の問題を起こす場合

　②睡眠の問題があるからADHDの症状が起こる場合

　③共通の病態がある場合

　④精神・身体疾患により睡眠の問題やADHD症状を起こしている場合

が想定されます。遅くまで起きているのは，やらなければいけない宿題を忘れていた（不注意），寝ないであれこれ動きたくなってしまう（多動），ゲームをやりたい（衝動）などが想定され，対応策も違うアプローチになります。就寝時刻が遅いことでADHD様の症状が生じることがあるので，ADHD診断の前に睡眠を整えてADHD症状が変化するかの確認は必須です。

●睡眠障害とASD

　ASDの50〜80％に睡眠障害があります[25]。不眠が多く，入眠と睡眠の維持の問題，睡眠覚醒リズムの問題，早期覚醒が多く[25], [26]，他の神経発達症より睡眠障害の割合は高いです[26]。1,096名の子どもの経過調査では，生後12か月の時点の夜間覚醒の回数は，生後24か月時点でのASDの初期症状の出現と関連がありました[27]。また，2〜6歳のASD男児の母親100名のアンケートでは，93％が睡眠の問題があり，95％は就寝時の抵抗，85％は睡眠の不安がありました[28]。そのほかには，特徴である感覚過敏によって入眠困難や睡眠維持困難を生じる可能性も指摘されています。

治療

　神経発達症の有無を問わず，治療の基本は生活指導です。

●生活指導

①　**規則正しい生活リズム**：起床・就寝，午睡，食事，入浴などの時間を一定にします。「早く寝る」より「早く起きて光を浴びる」ことです。日中の光に当たることと適度な運動も大切です。

②　**就寝前にやることを工夫**：歯磨き，パジャマに着替える，絵本の読み聞かせなど，寝るまでの流れを固定すると眠りに切り替えやすいです。

スケジュールを示したりします。

③ **メディア・ネット視聴を適切に制限**：就寝時刻直前のメディア視聴は，入眠を困難にします。ブルーライト（波長400〜500nmの可視光線の青色の部分）は概日リズムに影響します。就寝前の200ルクスの光でもメラトニンの分泌を抑制し，影響は90分間持続します[29]。就寝「2時間前」にはメディア視聴はストップします。

④ **寝室の環境を整える**：明るすぎない，適切な温度，静かでメディア機器がない環境にします。感覚特性により特定の音やパジャマ，シーツを好みます。感覚過敏では，些細な物音や室温変化，掛け布団の感触なども中途覚醒の要因です。

●**薬剤療法**

小児の睡眠障害には，メラトニンが適応です。メラトニンを内服してから薬の濃度が最高に達する時間（Tmax）は0.33時間（約20分）です。ラメルテオンのTmaxは0.75時間（45分）であり，効果が早く表れるのはメラトニンです（表17）。

●**高照度光療法**

通常2,500〜10,000ルクスの高照度光を1回30分〜2時間程度照射し，概日リズムを変化させます。子どもの睡眠リズムは保護者の睡眠衛生環境に影響を受けます。一方で，子どもに睡眠障害があると，保護者の睡眠にも影

表17 ● 睡眠障害の薬剤療法

商品名 一般名	メラトベル® メラトニン melatonin	ロゼレム® ラメルテオン ramelteon
作用機序	メラトニン受容体作動薬	メラトニン受容体作動薬
効果持続時間	24時間	24時間
副作用（%） インタビューフォームより	傾眠（4.2%） 頭痛（2.6%） 肝機能検査値上昇（1.3%）	傾眠（1.2%） 浮動性めまい（0.7%） 倦怠感（0.3%）
用法	1日1回	1日1回
剤型	顆粒	錠剤
処方年齢	6〜16歳未満	15歳以上

響が出てきます。睡眠障害は，保護者と子どもが一体となって取り組む姿勢が大切です。

起立性調節障害（OD）

Aさんの様子…朝の起きづらさ・立ちくらみがある

　10歳のAさんは，睡眠が十分でないという判断で，夜寝る前のゲームなどをやめてもらい，質のよい睡眠が十分とれるようにしてもらいました。そうすると朝の起きづらさは少しましになりましたが，立ちくらみを認めたり，午前中の調子が上がりませんでした。立ちくらみや午前中の調子が悪いのは，睡眠不足だけが原因ではないと判断しました。
（⇒本章「Aさんの様子…学校への行きにくさを感じている」に続く）

　睡眠は十分とれているのに，朝起こしてもなかなか起きられず，起きられたとしてもだるそうにして，午前中はだらだらして過ごしますが，午後になるとだんだん元気になり，夜遅くまで起きているといったような症状がある場合，**起立性調節障害（Orthostatic Dysregulation: OD）** の可能性があります。もともと朝が弱かったお子さんもおられますが，OD発症前は元気だったのに，1カ月弱の経過で，ある時期から急に元気がなくなり，学校にも行けなくなってしまうお子さんもおられます。

ODとは

　ODは，自律神経の働きが悪くなり，起立時に身体や脳への血流が低下する疾患です。症状は，朝起き不良，立ちくらみ，嘔気，食欲不振，全身倦怠感，頭痛，腹痛など多彩で，午前に症状が強く，午後から夜にかけて症状は軽快します。

ODの有病率

小学生の5%以下，中学生の男児は10%以上，女児は20%以上に認めます[30)]。

ODにおける神経発達症

ODの76例中25例（32.9%）は，神経発達症（ASD＝14例，IDD＝4例，ADHD＝2例，ASD＋ADHD＝2例，ASD＋IDD＝1例，ADHD＋IDD＝1例，ADHD＋SLD＝1例）を認め，その25例中4例（16%）は，ODの診察前に診断（ASD＝3例，IDD＝1例）されていました[31)]。ODと診断後，神経発達症と診断される症例が30%弱認められます。

ODと不登校：ODは不登校の原因として注目され，ODの50%に不登校が，不登校の30〜40%にODが伴います[32), 33)]。報告では，OD68名中不登校は38名（56%），不登校83名中ODは38名（46%）でした[34)]。

診断

表18[32)]のOD症状がみられる子どもは，立ちくらみや失神，全身倦怠をきたす基礎疾患の除外を行います。起立試験でODの診断基準を満たしても，

表18 ● OD身体症状項目

① 立ちくらみ，あるいはめまいを起こしやすい
② 立っていると気持ちが悪くなる，ひどくなると倒れる
③ 入浴時あるいは嫌なことを見聞きすると気持ちが悪くなる
④ 少し動くと動悸あるいは息切れがする
⑤ 朝なかなか起きられず午前中調子が悪い
⑥ 顔色が青白い
⑦ 食欲不振
⑧ 臍疝痛をときどき訴える
⑨ 倦怠あるいは疲れやすい
⑩ 頭痛
⑪ 乗り物に酔いやすい

「日本小児心身医学会編：小児起立性調節障害診断・治療ガイドライン，小児心身医学会ガイドライン集——日常診療に活かす5つのガイドライン，改訂第2版，p.63，2015，南江堂」より許諾を得て転載

ODだけで説明のつかない症状があるときには，他の基礎疾患の存在も疑います。そして，血圧と心拍数の変動を計測する新しい起立試験（起立直後血圧回復時間測定が加わる）を行います。ODには4つのサブタイプ，①起立直後性低血圧，②体位性頻脈症候群，③血管迷走神経性失神，④遷延性起立性低血圧があります。

　重症度は，軽度（ときに症状があるが日常・学校生活に影響が少ない），中等度（日常生活に支障があり，週に1〜2回遅刻や欠席をする），重度（ほぼ毎日，日常・学校生活に支障をきたす）となります。

治療

　ODには次のような治療があります[32), 33), 35)]。

●疾病教育

　子どもの多くは，なぜこのような朝起きにくい，立ちくらみなどのOD症状が出てくるのかわからず不安です。一方，家族や先生はOD症状を「気のもちよう」と捉えがちです。ODは身体疾患なので，身体的治療をまず優先します。そのため，「お子さんには，もともとODになりやすい遺伝的な体質傾向があり，それを自律神経が代償していたものの，思春期のホルモンバランスの乱れや心理社会的ストレスが加わった結果，自律神経のバランスが崩れた」という正しい知識を獲得してもらう必要があります。

●非薬剤療法

・身体操作（立つときに，お辞儀の姿勢をとりながらゆっくりと立ち，その後ゆっくりと頭を上げる）
・日中の臥床を避ける（だるくても日中は体を横にしない。臥床時間が長いとODが悪化）
・生活リズムの調整（早寝早起きが望ましい。睡眠リズムを整えるために薬剤も考慮）
・暑気を避ける（暑気は末梢血管を拡張させ，発汗による脱水も加わり血圧が低下）
・運動療法（10〜15分の散歩から，可能であれば30分の朝夕2回）

・塩分と水分摂取（体重40kgでは1日10gの塩分 [いつもの食事より3gほど余分にとる] と2.0Lの水分摂取が望ましい。まずは水分を1.5〜2.0L飲む）

・治療装具（弾性ストッキングなど）を着用する

●学校への指導や連携

学校や先生にODの正しい知識を獲得してもらうと子どもの心理的負担が軽減されます。診断書は学校側の理解を得るのに有効です。症状は様々ですが，どの子にとっても必要なのは「同情ではなく，理解と共感」です[36]。

●薬剤療法

塩酸ミドドリン（メトリジン®），メチル硫酸アメジニウム（リズミック®），プロプラノロール（インデラル®），漢方薬は，半夏白朮天麻湯，小建中湯，補中益気湯，苓桂朮甘湯，五苓散，柴胡桂枝湯，真武湯などがあります。

●環境調整・心理療法

家庭や学校で孤立しないように家族や先生がODについて理解し，安心して過ごせるように環境を整えます。子ども本人は，「自分は身体的につらいのであって，心は問題ない」と思っていることが多いので，「身体症状の治療を優先しながら，少しずつ子どもの心理面を援助する」といった姿勢が必要です。

経過

日常生活に支障がある場合，1年後の回復率は約50％，2〜3年後は70〜80％です。不登校を伴う重症例は，1年後の復学率は30％で，社会復帰に2〜3年かかります。高校2，3年生になると90％程度が治ります[32]。成人でも20〜40％は症状が残存し[32]，ODと診断された20〜22年後の36名では13名（36.1％）に症状が残りました[37]。

不登校

Aさんの様子…学校への行きにくさを感じている

　Aさんは学校への行きにくさを感じつつ，母親の励ましで何とか登校できていました。最近では，コロナ感染を契機に不登校になったお子さんもおられますが，コロナ感染関連を除いた傾向においても，学校に行けないお子さんは増えています。

（⇒第7章「Aさんの様子…WISC-Vの結果」に続く）

不登校とは

　「**不登校**」は長期欠席者（年間30日以上の欠席者）のうち「何らかの心理的，情緒的，身体的，あるいは社会的要因・背景により，児童生徒が登校しないあるいはしたくともできない状況にある者（ただし，病気や経済的理由，新型コロナウイルスの感染回避による者を除く）をいう」と定義されます[38]。不登校は「疾患ではなく状態像」を表すもので，「学校に来ない」という教育分野における定義です。

不登校の率

　「児童生徒の問題行動・不登校等生徒指導上の諸課題に関する調査」（文部科学省）の「令和4年度調査結果」では，小学生の1.7%，中学生の6.0%が不登校です[39]。児童生徒数は年々減少していますが，不登校数は増加しています。

不登校における神経発達症

　不登校における神経発達症は多く，医療側からの報告（不登校児80名［小学生26例，中学・高校生54例]）では，57%が神経発達症（ASD＝36%，

ASD＋ADHD＝9%，ADHD＝7%，IDD＝5%）で，24%が不安障害などの精神疾患でした[40]。ASDは不登校で占める率が高い（ADHDとの併存例を含めると45%）ですが，不登校になるまで87%は神経発達症の診断を受けていませんでした。

不登校の原因の捉え方

教育現場と医療現場では捉え方が違います。

教育現場：教員の調査では，不登校の要因は子ども側に焦点化されています。中学生の調査では，学校での居心地の悪さや学校の先生との関係性がうまくいっていないことが挙げられ，大きな乖離があります[41]。実際，学校を休んでいても，子どもに神経発達症があることが判明すると，統計データ上には「不登校」と計上されません。不登校のお子さんをもつ保護者の話からは，教員は不登校の要因を医学的診断に求める傾向，個人の特性の問題に焦点化する傾向が見え隠れします。

医療現場：対人関係の問題，不安症状，家庭問題，学業問題が挙げられます。神経発達症のお子さんが不登校になる要因としては表19のような訴えが挙げられます[42]。

表19 ● 神経発達症と不登校理由（文献[42]より一部改変）

診断	具体的な訴え
ASD	皆と一緒にいることが苦痛（一人になれない） 見通しが立たないことへの不安（行事，授業変更など） 感覚過敏（音，給食，トイレなど）があり耐えられない ルールや勝ち負けにこだわりトラブルになりやすい
ADHD	教師や友だちに怒られる（順番が守れない） 友だちに疎まれる（授業中立ち歩く，しゃべる） 問題児扱いされる 失敗経験が重なり自尊感情が低下
SLD	勉強がわからない ノートが取れない，板書ができない 特定の技能（読み書き，数の扱いなど）ができない
DCD	体育が苦手 運動会に出たくない 音楽の楽器が苦手，板書が遅い，字が汚いことを指摘される

「学校に行きたくない」と言ってきたときの対応

　何の兆しもなく，突然「学校に行きたくない」と言い出すことは少なく，「学校に行きたくない」という宣言前に，多くは体調不良などを認めます。異変に気がつき，対応ができれば幸いです。対応を考えている間に「学校に行きたくない」と言い出したときには，かなり追い込まれています。「本当は行かなくてはいけない」という良心と戦い，身を守るために「行かない（行けない）」と言います。「学校に行きたくない」と言われたら，その日は「わかった」と言って休ませます[43]。ただし，追い込まれているわけではなく軽い気持ちで「学校に行きたくない」と言うなど，休むことを全く気にしない子どももおり，その見極めは大切です。

　6〜18歳の自殺発生が一番多い日は夏休み明けの新学期初日（9月1日）です。学校に行く行かないは，本人の命を脅かす問題に発展しかねません。学校をいったん休むと決めた後の対応として，登校を促す「登校刺激」の是非は，時代や専門家によって意見が異なり，不登校の期間や年齢にもよります。

診療

　不登校の兆しがある子どもに対して，医師は，

　①医学的な問題の鑑別・診断・治療

　②不定愁訴への対応，身体症状への継続診療

　③支援の入り口としての役割

をします[44]。身体症状に対する診察で子どもと家族との信頼関係を構築し，状況に応じた社会参加への働きかけ，学校との連携，適切なコンサルトを行います。身体疾患の鑑別が重要で，初回の検査で異常がなくても，経過中に症状の再燃や増悪があれば，身体疾患の鑑別をやり直します。起立性調節障害（OD）や機能性消化管障害，慢性頭痛は，不登校と密接に関連しています。

　実際，多くは体調不良のために学校に行けないという状態から始まります。不登校の初診時は80症例中，91%に身体愁訴（睡眠障害，頭痛，腹痛，めまい等）を認め，19例がOD，1例が過敏性腸症候群の診断でした[40]。初期

には不登校ではなく身体症状の遷延化を主訴として一般の医療機関を受診します。また，受診理由は家族の心配や学校の勧めのこともあり．子どもには不本意な場合もあります。神経発達症では，行動や対人関係，学習が主訴での受診が多いですが，その際に，「実は学校にあまり行っていない。不登校です」と伝えられることがあります。

●「登校刺激」について

　1992年に文部省が「登校への促しは状況を悪化してしまうこともある」としてから，学校現場では「登校刺激」は禁止されました。精神科医や心理士の多くも「登校刺激」に否定的で，「登校刺激を与えないでゆっくり休ませる」「あたたかく見守る」「子どもを信じて待つ」という対応がなされました。しかし，その後，不登校が倍増し，2003年に文部科学省は「ただ待つだけでは状況の改善にはならない。適切な働きかけが重要」と方針転換しましたが，変化なく今日に至っています。「登校刺激」は見極めが必要ですが，小学校低学年や不登校の期間が短いとき（1年以内）には有効です。いじめや精神疾患，非行犯罪の場合は控えるべきですが，本人が安定している場合には，「適切な登校刺激」が学校復帰への鍵です[45]。

不登校への対応

　不登校になりかけ/初期の年齢低めのお子さんの対応が多い小児科医と，不登校長期の年齢高めのお子さんの対応が多い児童精神科医では，対応が異なります。両者とも子どもが自ら行動を変えるように援助し，最大の支援者である家族を支援することは一致しています。不登校に至る原因は様々ありますので，対応も異なり変化します。対応には，①適切な登校刺激，②休ませる，③1年以内，④連携の4つのポイントがあります。

①適切な登校刺激

　不登校初期の子どもが身体症状で複数回受診した際，それ以後に本格的な不登校にならないように，登校の仕方をアドバイスします。不登校初期に再

登校するには，「適切な登校刺激」が必要です。身体症状を訴えている時期は「登校刺激」を避けがちですが，この時期こそ必要で最も効果があるとの報告もあります。嫌がる子どもを叱責して無理やり学校に行かせるのは「不適切な登校刺激」です。どの程度なら登校できるかを子どもと一緒に考え，できる範囲で登校を続けるように「寄り添い」アドバイスする「適切な登校刺激」が求められます。「腹痛や頭痛がある場合は，遅刻や早退，保健室を利用しながら，1日1時間だけでも学校と付き合う」「3日連続の欠席は避け，3日目には5分だけでも教室に行くこと」などを話し，学校と切れてしまわないようにします。初期の「登校刺激」の多くは有効ですが，保護者が「様子をみる」「そっとしておく」という方針だと協力を得ることが難しく，成功しない場合が多いです[45)]。

②休ませる

　登校刺激を与えず「休ませる」対応をすると，休んでいる間に精神的に落ち着き，エネルギーが回復して元気になり，やがて登校できるようになることがあります。すべての子どもがこの対応でよいわけではありません。行かなくていいといわれると，お墨付きを得たとして，登校への葛藤は全くなく，楽しそうに外来に来られるお子さんがいます。休めば休むほど行きにくくなり，初期に安易に休むと欠席が長引き，友だちとの関係が切れ，勉強についていけなくなり，学校には復帰しにくくなります。この方法だけでは学校へ復帰できるはずの子どもまで登校できなくなる恐れがあります。休んでエネルギーが回復しても，登校できるとは限りません。特別行事の日は登校するけれど，普通の日は登校できず，登校しても保健室など別室でしか過ごせない子どもは数多く存在します。不登校は休ませれば解決するわけではありません[45)]。

　ASDの子どもの不登校への対応は，「登校刺激を控え見守るという関わりは，禁忌に近い。ゴールを設定しない対応は，不安材料になり，見通しが持てない助言である。期限付きの休暇を相談し，延長も可とし常に話し合って決める。登校後の校内での過ごし方も前もって相談する」とされます[46)]。

③1年以内

18歳までの小中学生を中心とした不登校200名の調査では，父親が主体的に行動（登校刺激）すると8割が解決を得ました[47]。これは，「1年以内」の慢性型（自宅にひきこもったまま登校せず，ゲームなどが生活の中心）・開放型（在宅で不登校）・校内型（公教育を受ける権利が後回しにされていますが，保護者も学校も子どもも問題と感じていない隠された不登校）・校外型（出席を取った後に教室から出て，学外で過ごす）不登校が適応です。「1年以内」であるのは，学力の遅れが挽回可能，友だちとの関係が回復可能，再登校に伴う恐怖感に圧倒されない，保護者も再登校への動機を失っていない，不登校による二次・三次障害が発生していないからです。親子・夫婦の連携がよければ，解決の方向に向かいやすいです。子どもにいじめや精神疾患，非行犯罪がある場合，保護者が精神的困難を抱えている場合，ひとり親家庭，DVや虐待が疑われる家庭は，登校より医療や福祉，司法の関与が優先されます[47]。

④連携

不登校の対応は，一人で抱え込まないことです。また，医療のみで対応するには限界があり，学校や行政機関との「連携」が大切です。誰も不登校を治すことはできません。不登校から抜け出し，再スタートを切るのは子ども自身であり，周囲ができるのは，温かく見守ることです。不登校の経過は時間がかかるため，焦らず，長い目でみた支援を心がけます。多様化の時代であり，登校再開を絶対の目標にせず，登校が無理ならフリースクールなど別の道を探すのも一案です。同年代との交流は大事ですが，学校だけがすべてではありません。最終目標は，「子どもが社会的に自立すること」です。

経過

中学3年生で不登校であった41,043名の追跡調査では，5年後の20歳での就学・就業状況は，就業のみ34.5%，就学のみ27.8%，就学・就業19.6%，非就学・非就業18.1%でした[48]。

⑦ 5年半続いた不登校

　17〜8年前，知り合いの息子さんが不登校となり受診されました。小学4年生の秋にいじめで学校に行けなくなり，1月上旬に本人と父親と母親の3人で初診に来られました。診察や問診をし，質問紙などに答えてもらったところ，知能検査は平均より少し高い値でした。ASDが中核の症状で，当時の診断基準では併存症は認められていませんでしたが，ADHDも併存していました。

　正義感が強くて融通が利かず，自分の思ったことをはっきり言うお子さんでした。不登校前にも友だちとのトラブルはときどきあり，けがをさせたこともありました。正義感で友だちに「それはだめだ」と言ったことから，物を隠されたりからかわれたりして不登校気味となりました。本人は「自分は絶対に悪くない」と主張し，その後に相手の保護者との話し合いも行われましたが，この頃から不登校となりました。母親に「学校に行かないの？」と聞かれると，「何がわかるんだ！」と言って暴れ，物を投げ，手を出す状態となり，受診されました。

　月2回のペースで不満などを聞き，アドバイスやカウンセリングをしました。「トラブルのあった友だちと別クラスになれば5年から登校する」との意志を尊重しました。学校の配慮で別クラスとなり，5年生の始業式は行きましたが，翌日からまた行けなくなりました。「なぜかわからないけど行きたくない，学校には絶対に行かない」といって，家でまた暴れるようになりました。診察では，「なぜ学校に行かないといけないのかわからない。行けるようになったら行くけれど，とにかく今は行きたくない。学校のことを考えるとイライラして眠れず，しんどい」と小さな声で言いました。

　本人の希望もありイライラを抑える薬を開始し，眠れるようになりました。ただ，担任が自宅訪問すると暴れ，夏休み中は落ち着いていたものの新学期前には調子が悪くなり，母親に八つ当たりしました。心理士のカウンセリングなども勧めましたが，受診以外は絶対に受けないと言いました。この頃の1〜2カ月に1回の診察は何ともしがたい雰囲気がありました。こちらが提案したフリースクールに通学したのも，3日間のみでした。不登校から1年が過ぎ，「勉強は気にしているが勉強しようにも集中できない」「好きな本にも集中できない」と訴え，勉強に集中できないと自分に腹を立てて，繰り返し母親に八つ当たりするようになりました。本人の希望でADHD薬剤開始後，ある程度集中して勉強もできるようになり，少し落ち着きました。外来では，読んだ本の感想やゲームの話，勧めた散歩中の出来事などを話してくれました。小学校の卒業証書は，卒業式とは別の日に学校に行って受けとりました。

　「中学からは心機一転登校する」と言い，実際，入学式から1週間は行けました。

この頃は2カ月前後に1回，本人の話を聞いて，たわいもない会話をする外来を継続しました。「将来なりたいものは？」と聞くと「研究者」と答え，「なれたらいいね」「ノーベル賞とるぐらいの研究ができるといいね」などと，ときに笑顔を交えて会話できるようにもなりました。中2になると，「塾に行きたい」と言い出したので，母親にサポートすることを勧めました。違う学校の友だちもでき，少し元気になりました。「先生が処方した薬で集中して勉強できる」と小さい声でぼそっと伝えてくれました。中3の秋には，本人が「この高校を受験したい」と突然言い出しました。塾と同様，母親に応援することを勧めました。合格してもまた行けなくなることを母親は心配してましたが，「お子さんを信じて応援されるといいと思います」と伝えしました。無事合格され，中学校の卒業式にも出席でき，「制服がキツキツでした」と言いながら，母親は外来で涙を流されました。

　高校は休まずに楽しく行っているようでした。本人が必要ないと考え，内服も中止しましたが，問題はありませんでした。高1の6月の外来に，本人が一人で来られたときのことが忘れられません。今まで見たこともない笑顔ではっきりと「先生，おはようございます。お陰さまで楽しく学校に行けています。いろいろとありがとうございました」と言い，「そうか，そうか，よかったね」と言うと，「じゃ，失礼します」と帰ろうとしたので，「何かあればまた来てもらったらいいよ」と声をかけると，「もう心配ないと思います」と言い残して，爽やかに帰っていきました。

　5年半もの間，彼が学校に行けなかった本当の理由は私にはわかりません。本人から思いがけず感謝の言葉を最後に伝えてもらえましたが，彼のために何かできたのかと問われると，「これだ」と胸を張って言えるものはありません。児童精神科の先生に不登校について相談したときに，「本人が行こうと思わない限りなかなか難しいですよ」と言われていたことはこういうことかと思いました。学校に行くことがすべてとは思いません。行かない人生もありです。ただ，親の願いとしては，わが子が楽しく学校に行ってくれれば，これほど幸いなことはないようにも思います。

　このような経過に携わり，もっと他にできることはなかったのかという思いが今でも残っています。ただ，紆余曲折ありながら，彼が元気に高校生活を送れるようになったことは幸いです。

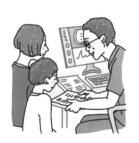

第**7**章

検査結果や
診断を伝える

🔑 キーワード

WISC-V，DN-CAS，MSPA，読み書きの問題，
ADHD，DCD，チック症

　診断を初診のときに伝えていることもあります。また，初診時には暫定的
な診断とし，さらなる検査の確認をしてから確定した診断を伝える場合があ
ります。筆者の病院では，初診後1〜2カ月で検査の結果が出ます。ここでは，
第4章に記載した，**知能検査，認知機能検査，発達障害の評価尺度，協調運
動の検査，医学的な検査**を中心に述べます。**WISC-V，DN-CAS，MSPA，**
そのほか，M-ABC2なども含めて，Aさんの検査結果を見ていきましょう。

WISC-V

　WISC-V（ウイスク・ファイブ）は，知能指数（IQ）がわかる検査です。
知能全体を示す指標である全検査IQ（Full Scale IQ: FSIQ）と，5つの指
標の結果が示されます。5つの指標の認知特性を表20に示します。指標の結

表20 ● WISC-Vが測定する認知特性

指標	測定する認知特性
言語理解指標（VCI）	語彙力や言語によって推理，理解，概念化する能力
視空間指標（VSI）	言語によらない情報を知覚したり，状況を推理したり，空間を把握したりする能力
流動性推理指標（FRI）	応用力や推理力を用いて新しい状況を把握し，柔軟に問題解決を行う能力
ワーキングメモリー指標（WMI）	聴覚的，音声的な情報，エピソードなどを一時的に保存することにより，2つの作業を同時に行う力や，注意を保持して集中して考えをコントロールできる能力
処理速度指標（PSI）	視覚情報を素早く正確に読み込み，処理する能力

果の100という数字は同じ年齢集団の平均であることを示し，全体の68.26%を占める85-115は，平均の範囲とされます。

Aさんの様子…WISC-Vの結果

知能全体を示す指標のFSIQは100と平均で，5つの指標とも85-115の平均の範囲にありますが，本人の中でVSI（空間を把握する力）は高めで，PSI（情報を処理する能力）はやや低めです（図7）。

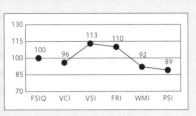

図7 ● AさんのWISC-Vの結果

（⇒本章「Aさんの様子…DN-CASの結果」に続く）

DN-CAS

DN-CAS（ディーエヌ・キャス）は認知機能がわかる検査です。認知機能全体の指標の全検査尺度と4つの尺度の結果が示されます。4つの尺度の認知特性を表21に示します。尺度の結果の数字の解釈はWISC-Vの指標と同じです。

表21 ● DN-CASが測定する認知特性

尺度	測定する認知特性
プランニング	問題解決の方法を決定し，選択し，適用し，評価する能力
同時処理	一度に多くの情報を空間的に統合し，全体的に処理する能力
注意	提示された情報に対して，必要なものに注意を向ける能力
継次処理	情報をひとつずつ連続的・時間的な方法で分析的に処理する能力

Aさんの様子…DN-CASの結果

全検査尺度は90で平均より
やや低めでした。注意の尺度は,
85-115の平均の範囲に入って
おらず, 得意ではないようです
(図8)。

（⇒本章「Aさんの様子…
MSPAの結果」に続く）

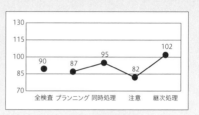

図8 ● AさんのDN-CASの結果

WISC-VとDN-CASの解釈

DN-CASは,時間制限のある課題が多く,WISC-Vで処理速度指標（PSI）
があまり得意でないとWISCに比べてDN-CASの点数が低く出る傾向があ
ります。Aさんの結果から、やはり時間内に素早くやることがあまり得意で
はないことが反映されているのではないかと考えます。

2つの検査は同じ検査ではないので一概に言えませんが、WISC-Vの視空
間指標（VSI）もDN-CASの同時処理も大きくは空間（図形）の把握を見
ているものの、VSIでは図形と図形を見比べる問題があり、同時処理では言
葉での説明に合致している図形を探し出す問題があります。聴覚的な不注意
があると、図形の問題が得意でも、同時処理の点数はVSIに比べてあまり高
くならない可能性があると考えています。

●WISC-VとDN-CASの結果の値の解釈

WISC-Vで測定される知能指数（IQ）の値と、新版K式発達検査の
発達指数（DQ）の値の意味は異なります。FSIQの100とDQの100は、
両方平均値を示すので唯一同じ意味です。それ以外、WISC-VのIQ85
と新版K式発達検査のDQ85とでは、85と同じ値ですが、意味が異な
ります。新版K式発達検査を生活年齢10歳で受けて発達年齢が8.5歳で

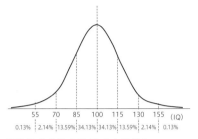

図9 ● 合成得点（IQ）の人数分布

あればDQ85です。一方，WISC-VのIQ85は，10歳の100人中上から84〜85番目に位置することを意味します。なぜなら，図9の分布から，IQ85には，84.12（0.13＋2.14＋13.59＋34.13＋34.13）％の人がいる計算になり，100人中では上から約84〜85番目の位置になるからです。FSIQだけではなく，WISC-Vの各指標の数字もDN-CASの全検査や4つの尺度の数字も同じ意味合いを持ちます。

MSPA

MSPA（エムスパ）は，診断ではなく支援を目的とした発達障害の評価尺度です。MSPAの各項目は，図10のような疾患と関連があると考えられています。また点数に関しては，表22のように3点を超えてくると配慮が必要，4点を超えてくると個別の配慮が必要とされます。

表22 ● MSPAの点数の解釈（文献[1, 2]をもとに作成）

1	2	3	4	5
				理解・配慮・支援
気になる点はない	多少気になる点はあるが，通常の生活環境において困らない	本人の工夫や，周囲の多少の配慮で集団生活に適応（上司，担任など責任ある立場の人が把握し配慮する程度）	大幅な個別の配慮で集団生活に適応（上司，担任等の支援のみでは困難）	集団の流れに入るより，個人がより快適な生活を送れるような支援が優先される

Aさんの様子…MSPAの結果

　AさんのMSPAの結果は，4点を超えたのが学習，不注意，微細協調運動，3.5点は粗大運動でした（図10）。

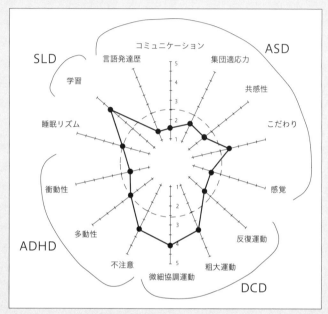

図10●AさんのMSPAの結果（文献[1], [2]をもとに作成）

（⇒本章「Aさんの様子…M-ABC2，医学的な検査の結果」に続く）

その他の検査

Aさんの様子…M-ABC2，医学的な検査の結果

　協調運動の評価検査であるM-ABC2の結果からは，手先の不器用さが確実にある，ボールスキルや静的・動的バランスも苦手さがあるとの結果でした。よって，全体の評価は協調運動の苦手さが確実にあるとの

結果となりました。

　血液検査では，フェリチン（鉄の貯蔵および血清鉄濃度の維持を行う蛋白）がやや低め以外は問題ありませんでした。画像検査の頭部MRIは問題ありませんでした。脳波検査で脳波異常がありました。

　寝る前のゲームやYoutubeをやめると朝起きにくかったのが少し改善したものの，午前中のしんどさなどはあまり変わりがないようでした。よって，簡易起立試験をしました。結果，血圧の変動はあまり認めず，心拍数の変動の差が40回／分の差（35回／分以上の診断基準を満たす）となり，起立性調節障害（OD）の体位性頻脈症候群と診断しました。

（⇒本章「Aさんの様子…診断の説明と今後の対応」に続く）

質問紙，問診，診察，検査結果を踏まえて

Aさんの様子…診断の説明と今後の対応

　以上の結果から，知的な問題はないが「読み書きの問題」があると判断でき，今後，読み書き検査で確認をする必要がありますが，検査の結果を踏まえて初診時に伝えた「読み書きの問題」「ADHD」「DCD」「チック症」の4つの神経発達症の診断がつくと伝えました。そのほか，「OD」の診断もつきました。不登校気味の理由は，友人関係などは問題ないとのことから，「読み書きの問題」と「DCD」により学校の学習や体育の授業への参加に負担があること，睡眠前のメディア曝露によって睡眠の質が低下し，寝不足のためOD症状が増悪することが複雑に影響しあっている可能性があると説明しました。

　「読み書きの問題」に関しては，「T式ひらがな音読支援」をすることをお勧めしました。

　「ADHD」は，環境調整の効果もあって，宿題に関しても癇癪を起したりすることはなくなり，しばらくこのままで経過を見ることになりました。

「DCD」は，学校の体育の授業を受けたくないなどの様子が見られており，さらに状況が困難になることも予測されたので，体育の授業内容を考慮したり，運動会のダンスでも複雑な動きは本人ができるぐらい簡略化して皆と一緒に参加できるようにするなどの配慮を学校にお願いしました。さらに，他施設に作業療法の依頼をしました。

　「チック症」は，漢字ドリルをしている間にさかんにまばたきするなどの症状は継続していましたが，本人は気にならないということもあり，経過を見ていくことになりました。

　「不登校」は，心理士のカウンセリングも受け，友人関係で悩んでいるのではなく，学習面や体育の授業がしんどいことがわかりました。また，朝起きるのが本当に辛いのだということが伝わりました。

　（⇒第9章「Aさんの様子…その後の様子（初診から3〜4カ月後）」に続く）

　「グレーゾーン」は，医学用語として明確に定義されているわけではありませんが，「神経発達症の「特性」の傾向がありその特性による「支障」が少しあるものの，それらが診断閾値以下（診断までには至らない）と判断された状態を示すもの」とされています。

　神経発達症と通常発達の間に連続性があるものと想定した場合，多くは，神経発達症を黒，通常発達を白とし，その中間の部分を表すものとして使用されます。もともとは，診断閾値に満たない子どもにも支援が必要な場合があり，診断はグレーでも支援の必要性が高い子どもたちに早期介入を行うために使用されていました。「グレー」という語感が暗いイメージと結びつきやすいので，「パステルゾーン」ともいわれます[1]。

　「グレーゾーン」には，次に示すような3症例が当てはまると考えられます。

①神経発達症の診断は，生物学的にも症候学的にも正常と異常の境界線は明確ではありません。症状はスペクトラム（連続体）でカットオフ値の設定は難しく，現時点で100％保証された境界線はないです[1,2]。症例によっては，医師ごとに境界域の診断が異なり，専門家であっても診断がつくかつかないかの意見が分かれる場合があります。

②ある時期に神経発達症の診断がつくかつかないかは，本人の成長や環境の変化に伴って変動するので，時間経過により異なる症例が存在します。また，診断がつかなかった（ついていた）時点からついた（つかなくなった）時点に瞬間的に変化するわけではなく，一定の期間に徐々に変化すると考えられ，まさにその変化している期間中といえる症例が存在します。

③DSM-5-TRでは次の2つの基準とも満たす場合に診断されます。1つは，生物学的側面である特有の症状が一定の年齢以前から見られる「特性」があること，それに加え，もう1つは，社会学的側面である学校生活や職業生活において臨床的に「支障」があることです。「特性」も「支障」も微妙な症例，「特性」は明確だが「支障」が微妙な症例，「特性」は微妙だけれども「支障」は明確な症例が存在します。

● 「グレーゾーン」を使用することの危険性

　確かに，明確に診断がつかない症例は存在しますが，「グレーゾーン」を使用することの危険性[3]に留意しておく必要があります。その理由として，

①「グレーゾーン」という言葉を使用しても，神経発達症が「黒」であるというスティグマ（差別・偏見・烙印）の解消にはならない

②神経発達症の診断では，正常と異常の境界線が明確ではないので，「グレーゾーン」と正常と異常との境界線も明確ではない[2]

③評価が「神経発達症のような印象，しかしどのような領域に偏りがあるかわからない」という曖昧な段階のままになってしまう可能性がある

④「グレーゾーン」なので，支援者も保護者も支援開始に踏み切れなくなり，様子見されてしまう可能性がある

⑤どちらでもないという位置づけは，保護者や本人はもちろんのこと，周囲が理解することの助けにはならない

ということが挙げられます。

　「グレーゾーン」を使用する場合，どのように扱うかにより過小診断にも過剰診断にもなりうるので，臨床的に十分な配慮が必要です。特性が強いほど社会生活に支障をきたしやすく，弱いほど支障が少ないことが一般的ですが，周りの環境によってはそうでもない場合もあります。特性単独では診断がつくほどの障害ではなくても，他の精神症状が併存することでむしろ深刻な社会不適応を呈することもあります[4]。診断基準の閾値の低下を招くこともありますが，特性があれば広く捉えて早めに診断し，支援を提供したほうがよい，という考え方もあります[1]。

　神経発達症に関して，診断の有無は様々な局面において大きな問題となります。実際には，神経発達症の支援に関してより重要視されるのは社会生活に支障があるかないかであり，社会生活に支障を及ぼす原因となる特性の見極めも診断する際の大切なポイントだと考えます。

参考文献
1) 今村 明 (2023) グレーゾーンという言葉を聞きますが, どのように考えたらよいでしょう?　精神医学, 65, 544-546.
2) 松浦直己 (2023) 発達障害はなぜ増えているのですか?　精神医学, 65, 553-555.
3) 吉田友子 (2017) 自閉スペクトラムと自閉スペクトラム症──「グレーゾーン」再考. 児童青年精神医学とその近接領域, 58, 537-543.
4) 本田秀夫 (2017) 大人になった発達障害. 認知神経学, 19, 33-39.

「神経発達症は遺伝しますか？」

神経発達症は，あるひとつの遺伝子で発症するのではなく，多くの遺伝子が少しずつ関与している多因子遺伝疾患と推測されています。また，「エピジェネティクス」と呼ばれる遺伝子の働きを制御する仕組みを研究する学問の登場により，変わらないとされていた遺伝要因が環境により変化することもわかってきています。よって，神経発達症の発症の原因は，遺伝要因と環境要因の両方の関与，つまり「生まれ」も「育ち」も関係していると考えられています[1]。多因子遺伝疾患では，健康とも疾患とも言えない境界域の人も存在し，重症度の異なる患者も存在します。また，一人の患者でも，遺伝要因と環境要因が影響を及ぼしあうことで，症状の重症度が変動したり，症状自体が変化したり，疾患名が変わったりすることもあります[1,2]。

神経発達症は，「遺伝的なものは変わらない」といった「生まれ」の部分のみだけではなく，「どの子も努力をすればできるようになる」といった「育ち」の部分のみだけでもなく，両者を併せ持ちます。ただし，遺伝要因の強いものは変化しにくく，努力すれば完全に克服できるというものでもありません。

なかなか変化しないところは，多様性のひとつとして受け入れる必要がありますが，長い間にわたって適切な成育環境で育つことができれば，生まれつきの特性も少しずつは変化します[2]。そのような捉え方で神経発達症に接していけばよいと感じます。

● 「きょうだいも神経発達症の可能性がありますか？」

神経発達症のお子さんがおられる場合，次のお子さんがどのくらいの率でその特性を持つか気になるところです。研究の限界や報告自体が限られることから，正確な数字を挙げることは難しいです。

ASD：

①単一の遺伝要因の場合，遺伝形式により理論的再発率が算出可能です。②多因子遺伝要因の場合，ASDでの経験的再発率は，きょうだいの1人がASDと診断されている場合，その他のきょうだいがASDと診断される率は日本の報告では10.0%[3]，米国の報告では12.03%[4]であり，きょうだいの2人以上がASDと診断されている場合，その他のきょうだいがASDと診断される率は35.3%でした[5]。

ADHD：

きょうだいの1人がADHDと診断された場合，次の子どもがADHDと診断される率は，12.47%でした[4]。別の報告でもADHDの混合タイプ（多動衝動性，不注意もある）と診断されている場合，その他のきょうだいがADHDの混合タイプと診断される率は12.7%でした[6]。また，子どもがADHDと診断される割合は，

両親ともADHDがない場合＝2.9％，　父のみADHDの場合＝19.9％，　母のみ ADHDの場合＝28.0％，　両親ともADHDの場合＝35.3％でした[7]。

ディスレクシア：

きょうだいの少なくとも1人が書字が苦手と判断された場合，その他のきょうだいは，60.3％で書字の苦手さ，28.9％で読みの苦手さを認めました[8]。

算数障害：

きょうだいの少なくとも1人が算数障害と診断された場合，その他のきょうだいは，40〜64％で算数障害と診断されました[9]。

これらの報告には日本以外の国のものも含まれ，診断基準も昔と今では違いがありますので，今後のさらなる検討が必要です。

参考文献
1) 鷲見 聡 (2022) 遺伝と環境. 鷲見 聡 (編) 発達障害のサイエンス. 日本評論社, pp.43-53.
2) 鷲見 聡 (2015) 発達障害の謎を解く. 日本評論社, pp.40-51.
3) Sumi, S., Taniai, H., Miyachi, T., & Tanemura, M. (2006) Sibling risk of pervasive developmental disorder estimated by means of an epidemiologic survey in Nagoya, Japan. *Journal of Human Genetics*, 51, 518-522.
4) Miller, M., Musser, E. D., Young, G. S., Olson, B., Steiner, R. D., & Nigg, J. T. (2019) Sibling recurrence risk and cross-aggregation of Attention-Deficit/Hyperactivity Disorder and Autism Spectrum Disorder. *JAMA Pediatrics*, 173 (2), 147-152.
5) Ritvo, E. R., Jorde, L.B., Mason-Brothers, A., Freeman, B. J., Pingree, C., Jones, M. B,. McMahon, W. M., Petersen, P. B., Jenson, W. R., & Mo, A. (1989) The UCLA-University of Utah epidemiologic survey of autism: Recurrence risk estimates and genetic counseling. *American Journal of Psychiatry*,146 (8), 1032-6.
6) Chen, W., Zhou, K., Sham, P., Franke, B., Kuntsi, J., Campbell, D., Fleischman, K., Knight, J., Andreou, P., Arnold, R., Altink, M., Boer, F., Boholst, M. J., Buschgens, C., Butler, L., Christiansen, H., Fliers, E., Howe-Forbes, R., Gabriëls, I., Heise, A., Korn-Lubetzki, I., Marco, R., Medad, S., Minderaa, R., Müller, U. C., Mulligan, A., Psychogiou, L., Rommelse, N., Sethna, V., Uebel, H., McGuffin, P., Plomin, R., Banaschewski, T., Buitelaar, J., Ebstein, R., Eisenberg, J., Gill, M., Manor, I., Miranda, A., Mulas, F., Oades, R. D., Roeyers, H., Rothenberger, A., Sergeant, J., Sonuga-Barke, E., Steinhausen, H. C., Taylor, E., Thompson, M., Faraone, S. V., & Asherson, P. (2008) DSM-IV combined type ADHD shows familial association with sibling trait scores: A sampling strategy for QTL linkage. *American Journal of Medical Genetics Part B*, 147B (8), 1450-60.
7) Solberg, B. S., Hegvik, T. A., Halmøy, A., Skjaerven, R., Engeland, A., Haavik, J., & Klungsøyr, K. (2021) Sex differences in parent-offspring recurrence of attention-deficit/hyperactivity disorder. *Journal of Child Psychology and Psychiatry*, 62 (8), 1010-1018.
8) Ziegler, A., König, I. R., Deimel, W., Plume, E., Nöthen, M. M., Propping, P., Kleensang, A., Müller-Myhsok, B., Warnke, A., Remschmidt, H., & Schulte-Körne, G. (2005) Developmental dyslexia: Recurrence risk estimates from a german bi-center study using the single proband sib pair design. *Human Heredity*, 59 (3), 136-43.
9) Shalev, R. S., Manor, O., Kerem, B., Ayali, M., Badichi, N., & Friedlander, Y., & Gross-Tsur, V. (2001) Developmental dyscalculia is a familial learning disability. *Journal of Learning Disabilities*, 34 (1), 59-65.

第8章

薬剤療法

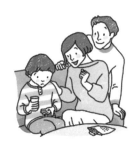

🔑キーワード

薬剤療法，ADHD，ASD，多動・衝動性，不注意，易刺激性

　神経発達症に対して**薬剤療法**が行われることがあります。ADHDの薬剤療法は，皆さんの関心が高いところだと思います。導入に関しては，いろいろな思いを抱かれることが多いと思います。お子さんのためには薬剤療法を含めどのような選択がよいのか，また，導入した場合，副作用にはどのようなものがあるのか，また，その後どうなるのかということも気になるところです。

ADHDの薬剤療法導入の考え方

　ADHDの治療・支援は環境調整に始まる多様な心理社会的治療から開始し，薬剤療法が優先されるべきではありません。あくまで薬剤療法は心理社会的治療が効果不十分であることを確認したうえで，あわせて実施する選択肢です。ただし，緊急性が高い場合には早期から併用されることがあります。

●薬剤療法に関する疑問・不安

　薬剤療法もひとつの選択肢だと言われた際，保護者の心の中では，「目の前に困っている問題はあるけれど，薬剤療法をするほど重症なのか」「他の治療法はないか」「そもそも診断は正しいのか」「育て方の問題か，育て方でなんとかならないか」「親の忍耐が足りないだけか」「病院に連れてこなければよかった」など様々な思いが交錯します。薬そのものに対しても，「薬に頼りたくない」「いったん薬を始めるとやめられない」「種

類も量もどんどん増える」「脳の働きや発達に悪影響を及ぼす」など様々な印象を持っておられます。心理社会的治療をしても日常生活でまだ困難がある場合に，薬剤療法によりその困難が軽減されるのであれば，お子さんにとって有益です。また，いったん薬をはじめても病状の悪化を食い止められない，種類や量も増える，薬剤治療が長期に及ぶこともあります。疑問・不安がある場合，担当医に率直に尋ねられ，納得してから薬剤療法を開始されるべきです。

　医師側も保護者も薬剤療法の必要性があると思われても，当のお子さんが拒否する場合もあります。服薬は強要できません。そのようなお子さんでも通院を重ねていると「自分にも有益かも」と考えが変わり，薬剤療法を開始することもありますし，時を経て問題そのものがいくぶんか解決していくこともあります。

表23 ● ADHD治療剤

商品名	ストラテラ® アトモキセチン®	インチュニブ®	コンサータ®	ビバンセ®
一般名	アトモキセチン atomoxetine （ATX）	グアンファシン guanfacine ex- tended release （GXR）	メチルフェニデート osmotic release oral system methylpheni- date（OROS-MPH）	リスデキサンフェタミン lisdexamfetamine （LDX）
種類	非中枢刺激剤	非中枢刺激剤	中枢刺激剤	中枢刺激剤
作用機序	ノルアドレナリンの再取り込み阻害	アドレナリン受容体（α2A）の刺激	ノルアドレナリン・ドーパミンの再取り込み阻害	ノルアドレナリン・ドーパミンの遊離促進・再取り込み阻害
効果持続時間	24時間	24時間	12時間	12時間
副作用（%） 添付文書より	悪心（31.5%） 食欲減退 （19.9%） 傾眠（15.8%）	傾眠（49.8%） 低血圧（20.5%） 徐脈（14.9%）	食欲減退（40.8%） 不眠（18.2%） 体重減少（16.4%）	食欲減退（79.1%） 不眠（45.3%） 体重減少（25.3%）
用法	1日2回	1日1回	1日1回（朝）	1日1回（朝）
剤型	カプセル・ 錠剤・液剤	錠剤	カプセル	カプセル
処方年齢	6歳～成人	6歳～成人	6歳～成人	6歳～18歳
チック症併存	使用可	使用可	使用不可	使用不可
その他			ADHD適正流通管理システムへの登録が必要	ADHD適正流通管理システムへの登録が必要 他のADHD薬効果不十分であった場合のみに使用

薬剤の選択について

　薬剤療法を導入する際，最初にどの薬剤を使うかについては，年齢，身長・体重，心拍数・血圧，チックや起立性調節障害や併存疾患の有無，困難が起こっている時間帯（学校の時間のみか，学校以外の時間も含むのか），睡眠の状態，内服可能な剤型などをお子さん本人と保護者と話し合って決定します。ADHDの薬剤の特徴を表23に示します。

　まずは，コンサータ®（OROS-MPH），インチュニブ®（GXR），ストラテラ®，アトモキセチン®（ATX）の3剤から選択します（ビバンセ®［LDX］は他剤で効果不十分のときに選択）。効果は高い順にLDX＞OROS-MPH＞GXR＞ATX[1] であり，臨床現場での印象と合致します。また，忍容性（薬を使用した人がその薬の副作用にどれだけ耐え得るかの程度）は高い順にOROS-MPH＞ATX＞LDX＞GXRでした[1]。継続率は，それぞれMPH＝70.8％（6カ月）[2]，ATX＝69.7％（6カ月）[3]，GXR＝72.1％（1年間）[4] です。効果の持続時間は，OROS-MPHは12時間，ATXとGXRは24時間です。

　OROS-MPHの副作用は，食欲減退（特に昼食）が割とあるので胃薬を一緒に内服することもあります。日中は眠気がなくなりますが，夜寝つきがより悪くなることがあります。入眠障害に対しては，ときに薬剤療法をします。GXRは食欲に影響はありませんが，ときに血圧の軽度低下や徐脈があるため，内服開始前に心電図や血圧を計測します。また，起立性調節障害がある場合，内服を避けます。寝つきが悪い場合，夕食後に内服するとよくなることがありますが，日中，眠気が出ることがあります。ときに，夜尿が出る場合があります。ATXは少し食欲が低下し少し眠気が出る場合がありますが，副作用が強く出ることは少ないです。唯一液剤があります。併存症の有無なども考慮し話し合って選択します。

　LDXは，OROS-MPHと似ており，効果の持続時間はOROS-MPHと同じ12時間とされていますが，効果の発現が内服後1.5時間（OROS-MPHは1時間）であり，効果の減衰がOROS-MPHより緩やかです。臨床では，OROS-MPHは朝7〜8時に内服すると17〜18時ぐらいには効果が減衰し

ていますが，LDX はOROS-MPHより2時間程度長く続きます。OROS-MPHよりLDXのほうが副作用を認める率は高いですが，OROS-MPHで食欲減退を認めたらLDXでも必ず食欲減退を認めるわけでもありません。

攻撃性や敵意をもった反抗はしばしば治療の標的症状ですが，抗ADHD薬剤の副作用としてこれらの発現や亢進がときにあり，内服開始後にこれらの症状が明らかに悪化した場合は，副作用の可能性も考えます。

●薬剤療法をしていることを学校にも伝えるか？

薬剤療法を開始すると決心がついても，そのことを学校に伝えるかについて保護者は悩みます。近頃，教室で落ち着きがないために，学校の先生から勧められ受診されることもありますが，薬剤療法も勧められた経緯に保護者がもやもやされている場合があります。また，薬剤療法を開始することによって，わが子が神経発達症であることを再び強く認識することになり，学校に話すとレッテルを貼られるのではないかと心配される保護者もおられます。学校でお子さんの様子を一番見ているのは先生です。一方で，お子さんや保護者の思いと学校の先生の考えに一致が得られない場合もあります。夏休みなど先生が休みのときに受診に付き添ってもらったり，受診時に提出できるよう学校での様子をメモにまとめてもらったりして，うまくお子さんと保護者・先生・医師の連携ができればと思っています。

効果の判断について

「**多動・衝動性**」に対する効果は周囲が判断しやすいです。授業中の立ち歩きがなくなる，怒ったときにすぐに手が出なくなる，順番が守れるようになるなどの変化が見られます。「興奮していて物事に飽きっぽく感情の起伏が激しく遠慮なく訴える」という多動・衝動性を「元気いっぱいでいろんなことに次々に興味を持ち，様々な感情を素直に表現できる」と長所として捉えていた場合，投薬により効果が出ると，「元気がなくなり興味も少なくなり無感情になった」として，その子の良さがなくなったと判断されます。反

対に，短所と捉えていた場合，「興奮がおさまり興味があるものに集中し感情も安定した」と判断されます。症状をどのように捉えているかで効果の判断が変わります。

「不注意」に対する効果は周囲が判断するのは容易ではありません。「宿題に取り掛かる時間が短くなった」「宿題を終わらせる時間が短くなった」「忘れ物が減った」「ノートの字がきれいになった」などで判断します。負荷がかかる際の反応で判断するとよいです。

「本人の自覚」では，小学校低学年の多動・衝動性が強いお子さんでは，周囲はかなり落ち着いたと判断していても本人は全く何も変わっていないと感じていることも多いです。中学生になると，多動・衝動性は改善しており，周囲が効果を判断できなくても，「内服しているほうが授業に集中できる」「テスト勉強も集中できる」と本人が自覚して判断できることが多くなります。

薬剤療法の経過

中枢刺激剤はADHDの中核症状の約80％に効果があります[5]。「第1段階」では，LDX以外の3薬剤のうちの1つの薬剤を投与しても効果不十分か有害反応が出た場合は，第2段階に移行します。「第2段階」では，最初の選択以外の2剤のいずれかを単剤療法し，第1段階と同様に難しいようであれば，第3段階に進みます。なお，第1段階か第2段階のどちらかではOROS-MPHを検討します。「第3段階」では，①LDXの単剤療法，②OROS-MPHとGXRかATXの併用療法，③第2段階まで選択しなかったLDX以外の最後の1剤による単剤療法，④薬剤療法を中止し治療・支援システム全体の再検討を行う，の4つから選択し，同様に難しいようであれば，第4段階に進みます。「第4段階」では，①第3段階でLDXを選択しなかった場合のLDXの単剤療法，②第3段階まででADHD治療薬による薬剤療法を中止し治療・支援システム全体の再検討を行う，の2つから選択します。

●いつまで薬剤療法を続けるのか？　一生飲み続けるのか？

ADHDの薬剤療法の開始1年後も薬剤を継続している率は，34.2〜

81.1％です[6]~[9]。日本のレセプトデータ（「診療報酬」の明細のデータ）
では，薬剤療法の継続率は5カ月で61％です[10]。臨床では，効果が出
て1年間以上，ADHDの中核症状の一定の改善や状態像の安定化が見
られたら，薬剤療法の終結の検討を本人と保護者とともに開始します。
しかし，終結を検討する時期が中学生年代を中心とする思春期（10歳
過ぎ～18歳未満）では，その可否の判断はより慎重にします。

　慎重に検討し終結と判断した場合，夏休みなどの長期休暇で休薬を試
みます。ADHDの中核症状の増悪や状態の不安定化が生じなければ終
結できます。ただし，休みが明けて学校が始まるとADHDの中核症状
の増悪や状態の不安定化が再度生じる場合があります。終結を検討する
時期が進学や就職など人生の変わり目の場合，終結時期を延長するなど
より慎重に判断します。薬剤療法が成功したら治療全体が終結ではなく，
外来での心理社会的治療を継続し一定期間経過観察します。経過観察を
いったん終結しても，その後に治療・支援を再開するなど柔軟に対応し
ます。実際，ADHDに対する薬剤療法は，長期にわたり継続されます。

ADHDの「治療」のメリット・デメリット

　ADHDは早期の診断・治療がよいとされてきましたが，必ずしもそうで
はありません。6歳時ではADHDの診断がついてない8,643名の追跡調査
で，15歳までにADHDと診断された「診断群」393名とADHDの症状は
同程度でしたがADHDと診断されなかった「未診断群」を比較した検討では，
14～15歳の時点でQOL，一般的な健康状態・全体的な幸福度において両
群差はありませんでした。むしろ，診断群では，仲間への信頼・自己効力感
（ある行動や課題を「自分が達成できる」という信念または自信）・学校に所
属しているという心理的感覚・学業における自己評価は低く，否定的な社会
的行動・自傷行為が多かったと報告されました[11]。治療を受けていない未
診断群と何らかの治療を受けている可能性がある診断群の比較で，QOLに
差がないという結果は，早期の診断・治療がよいとされてきた子どもの
ADHD治療の一般論が必ずしも正しいとはいえないことを示しているのか

もしれません。

●ADHDの「薬剤療法」のメリット・デメリット

　メリットは，短期的な中核症状の改善だけではなく，中長期的に学業成績や社会への適応の改善，うつ病などの併存率が下がります。デメリットは，食欲低下や身長や体重の増加への影響の問題があります。その問題をなるべく回避する方法も検討されています。また，依存に関しては，製剤上や主成分の工夫，流通規制などで限りなく低下していますが，わが子に服用させるか悩む保護者は少なくありません。期間を決めて，その改善と依存性の問題を再度話し合うことが大切です。

●ADHDの「薬剤療法」を受けないメリット・デメリット

　メリットは，薬剤療法によるデメリットを受けないことです。薬剤療法を受けないので，その副作用もありません[12]。もちろん，中核症状や社会への適応の改善は，薬剤療法以外でも得られる可能性があります。デメリットは，薬剤療法のメリットを受けられないことです。よって，様々な方法を試しても改善が少ない・みられないにもかかわらず薬剤療法を受けないことはリスクにつながります。また，様々な方法を試して改善が得られないと判断された後に薬剤療法を開始し改善した場合，試行錯誤の長い期間，問題点が解決されずに過ごすことになるというリスクがあります。

　医師は，薬剤療法の導入を躊躇する保護者やお子さんの思いに寄り添いながら，保護者とお子さんとともに意思決定していくことが重要だと考えています。

ASDの薬剤療法の標的症状

　自閉スペクトラム症（ASD）に対する薬剤療法は，中核症状ではなく，中核症状以外の症状の「**易刺激性**」（癇癪，攻撃性，自傷行為，気分の易変性を含む慢性の怒りや欲求不満への反応，受動的な攻撃性）に対してなされます（表24）。ASDの中核症状である対人コミュニケーション/対人相互交流の成立のしにくさと，限定的で繰り返される関心や活動に対する有効性

表24 ● ASDの易刺激性に対する薬剤

商品名 一般名	エビリファイ® アリピプラゾール aripiprazole (APZ)	リスパダール® リスペリドン risperidone (RPD)
作用機序	ドパミンD2受容体部分作動作用 ドパミンD3受容体部分作動作用 セロトニン5-HT$_{1A}$受容体部分作動作用 セロトニン5-HT$_{2A}$受容体拮抗作用	ドパミンD2受容体拮抗作用 セロトニン5-HT$_2$受容体拮抗作用
効果持続時間	24時間	24時間
副作用 (%) 添付文書より	傾眠 (48.9%) 体重増加 (18.2%) 食欲亢進 (9.1%) 流涎 (9.1%)	傾眠 (63.2%) 体重増加 (34.2%) 食欲亢進 (26.3%)
用法	1日1回	1日1-2回
剤型	錠剤・散剤・液剤・OD錠	錠剤・細粒
処方年齢	原則として6〜18歳未満	原則として5〜18歳未満

の確立された治療法は現時点では存在しません。臨床治験中のオキシトシンの導入には時間がかかります。エビリファイ®（APZ）やリスパダール®（RPD）が易刺激性に対して処方されます。副作用は，APZのほうがやや少ないですが，傾眠，体重増加，食欲亢進が見られます。定期的な身長，体重測定が必要です。

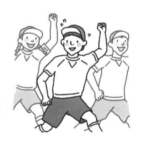

第**9**章

その後の経過

🔑 キーワード

読み書きの問題，ADHD，DCD，チック症，
POTS，薬剤療法，作業療法

　診断後は適宜，カウンセリング，療育，薬剤療法などの治療や支援を行いながら，再診で経過を観察していきます。各症状の変化に応じて，治療や支援方法を調整します。

Aさんの様子…その後の経過（初診から3～4カ月後）

　「読み書きの問題」に関しては，「T式ひらがな音読支援」を開始し，効果が表れてきました。読み書きの検査は8カ月待ちでしたが，キャンセルが出たので検査をしてもらい，読み書き両方に困難さがあるとの検査結果が出ました。よって，ディスレクシアであると確定診断されました。また，読み書きの訓練を受ける体制も整えました。

　「ADHD」に関しては，環境調整の効果も認められ癇癪はかなり減りましたが，本人から，「宿題で文字を書いたりしようとすると嫌気が出てきて，なかなか集中できない」「忘れ物もなんとかしたい」「授業も努力しているけれども集中できていないことに気がつく」等の訴えや要望もあり，薬剤療法を開始することになりました。薬剤選択に関しては，チック症とODの体位性頻脈症候群（Postural Orthostatic Tachycardia Syndrome: POTS）があることから，アトモキセチン（ATX）を選択しました。

　「DCD」に関しては，学校側の配慮もあり，体育の授業も嫌がらずに参加できるようになりました。運動会でも皆と一緒にダンスにも加わり，本人なりに楽しめるような形になりました。作業療法の訓練により，靴

ひもを結べるようになりました。

　「チック症」に関しては，少し改善が見られたため，このまま経過を見ていくことになりました。

　「POTS」に関しては，非薬剤療法で少し改善したけれども，朝はやはりしんどいことが継続していたので，本人の希望もあり薬剤療法（メトリジン）も併用することになりました。

　（⇒第11章「Aさんの様子…その後の経過（初診から5〜6カ月以降）」
　　に続く）

⑩ 医療費助成制度と神経発達症の手当

　神経発達症のお子さんには様々な支援やサポートが望まれます。医療が関わる分野でのサポートをお伝えします。神経発達症と関連がある医療費助成制度は以下の3つ，手当は1つあります。現在，子どもの医療費は市区町村が補助を行っており，自己負担が抑えられています。手当の申請件数は年々増加しており，全国的に却下件数が増えていること，一度受給対象となった後，更新時の審査で打ち切られるケースも増加傾向にあること，却下件数は地域差が大きいこと，基準が曖昧であることなどが問題点となっています。

●自立支援医療（精神通院）

　神経発達症に関わる医療費のみを軽減するために用いられる診断書です。医師が申請書を書きます。有効期限は基本的には1年で，期限が切れる3カ月前から更新できます。医療費は1割負担までは軽減されますが，市区町村によっては独自の軽減策を実施し，さらに負担が軽くなっている場合もあります。市区町村に確認されるとよいと思います。

●精神障害者保健福祉手帳

　神経発達症の診断から6カ月以上経ってからでないと申請できません。医師が申請書を書きます。有効期限は通常は2年間です。全国一律で受けられるサービスとしては，①税制上の優遇措置，②生活保護の障害者加算の手続きの簡素化，③携帯電話基本使用料金の半額化があり，都道府県や市区町村の独自サービスとしては，④医療費，⑤交通運賃，⑥公共施設利用などの軽減制度がありますが，各市区町村が独自に規定して行っており，自治体によってサービスに差があります。申請窓口は市区町村の役所ですが，担当課は市区町村によって福祉担当課や保健担当課など違いがあります。

●療育手帳

　知的発達症（知的障害）のある方が申請できます。多くの自治体では児童相談所で判定されますので，医師が申請書を書くことはありません。「療育手帳」は障害福祉課などの市区町村の窓口か，もしくは，18歳未満であれば直接，都道府県の児童相談所や中央子ども家庭センター，障害者福祉センターなどでIQテストや面接をして判定を受けます。療育手帳の判定は，全国統一の基準ではなく，適応をどのように判定するかという問題がありました。前述しましたが，現在ICD-11[1]の診断基準に即して評価できる簡便なアセスメントツールであるABIT-CVが開発中

で，じきに使用可能となる予定です。等級や所得状況，住んでいる自治体により受けることができるサービスは異なります。詳細はお住まいの自治体のホームページや障害福祉課などの窓口でご確認ください。主な料金の割引や助成の一部としては，①医療費の助成，②博物館などの公共施設の割引，③電車（JR）やバス・航空運賃などの公共機関の割引，④携帯電話基本料金の割引，⑤公営住宅の優先入居，⑤NHK受信料の免除があります。

●特別児童扶養手当

　20歳未満の児童を家庭で監護，養育している父母等に対する手当です。障害の程度により1級または2級に認定され，月あたりの支給額が異なります。ただし，所得制限があります。住所地の市区町村窓口に申請します。

参考文献
1) World Health Organization (2018) ICD-11 International Classification of Diseases 11th Revision.
https://icd.who.int/［2024年1月17日閲覧］

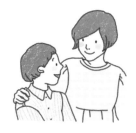

第**10**章

神経発達症の診療における連携

🔑 キーワード

連携，（子どもと保護者，保護者と先生，保護者と医師，先生と医師），親子の連携，親子の絆，親子関係

　神経発達症の診断には，「特性によって生活に支障をきたすこと」が必須の条件です。よって，神経発達症は，「生活の障害」をもたらす疾患ともいえます。この「生活の障害」を改善していくためには，医療ができることには限りがあり，お子さんが生活している現場（家庭，園・学校）と医療が様々に「連携」することが必要です。

子どもと保護者の連携

　様々な連携の中で，最も小さな連携でありながら一番の核となる連携は，子どもと保護者の連携（「親子の連携」），つまり「親子の絆」であることは間違いありません。その親子の絆を構築するための鍵となるのは，「**親子関係**」です。これまで様々なところで「親子関係」の大切さを説いてきました。子どもの発達に関して，親の影響は最も大きいものです。「親子関係」がうまくいっていれば，様々な困難を乗り越えられることが多いのではないかと感じています。ただ，「親子関係」の絆自体がなかなか育まれない状況も増えてきているのではないかと思います。そのような状況の中にいる親子に周りが手を差し伸べるためには，様々な連携が必要だと考えています。

　次に，子どもを取り巻く保護者同士の連携「**夫婦関係**」，きょうだいの連携「**きょうだい関係**」，家族の連携「**家族関係**」も重要です。

　さらに，**保護者と先生（園・学校）の連携**，**保護者と医師の連携**，また，**先生と医師の連携**も大切となります。

156

保護者と先生の連携

　保護者が学校での出来事（不満）を先生には伝えず，診療の場で医師に伝えてこられることを割と経験します。まずは，保護者と学校の先生との連携を優先していただければと思います。その際，保護者から「学校の先生にはどのように伝えればいいでしょうか」という相談を受けます。神経発達症の特性はお子さんによっても多様性があります。同じ疾患名であれば，同じ対応をすればよいというわけではなく，教育の現場でも個別の対応や支援が望まれることがあります。よって，保護者には，今まで経験されてきたお子さんの特性やその対応を具体的に「箇条書きの手紙にして担任となる先生に渡す」ことをお勧めしています。文章で伝えることのメリットとして，

- 保護者の話を聞いていない他の先生もその文章を読めばある程度理解できる
- 記録として残り，読み返すことができる
- 学年が上がるごとに新たな変更点を記して渡すと，前からの変化もわかりやすい

などがあります。

　口頭での話し合いでは，聞いていた先生の理解や印象が保護者の意図からずれたりすることも想定されます。それをまた，違う先生に伝えたりすると伝言ゲームではないですが，さらに真意とずれていくことが起こり得ます。保護者と先生の実りある話し合いには，保護者からの箇条書きの手紙を元に微妙なニュアンスを口頭で伝えることが有用と考えます。

　また，お子さんが過ごす時間の中で家庭の次に長いのは学校です。よって，お子さんに対する影響が保護者の次に大きいのは学校の先生（特に小学生では担任の先生）です。ADHDのお子さんで1年生では学校でほとんど問題がなくても，2年生になり担任が変わると授業中に立ち歩いたり，授業を抜け出したり，授業を妨害したりと様々な問題が起こってきたというようなことを経験します。担任が変わったためにこの変化のすべてが起こったわけではないかもしれません。ただ，3年生で再び1年生のときの担任の先生にな

ると，2年生での学校での問題が驚くほどなくなったというような話を何回か聞いたことがあります。子どもと先生の相性は誰の責任でもありませんが，担任の先生の影響は子どもにとってとても大きいと，あらためて実感しました。

保護者と医師の連携

医師は，保護者が子どものことを理解して，保護者の意志や判断で子どもと関われるように支援していくことを大切にしています。連携時に，お互いの意見がずれてしまうことは想定内のことです。子ども本人を中心に捉えて，目標を共有しておけば，おのおののアプローチが異なっても前に進みます。また，子どもをよい方向に向ける方法は必ずあるという思いを保護者と共有したいと考えています。「なんとかなりそうだ」とわずかでも安堵し，わが子に向き合う際に勇気が湧いてくるような励ましを心がけています[1]。

先生と医師の連携

学校の先生と医師の連携も大切であることは，お互い認識していますが，うまく連携が取れていると感じられるケースはまだまだ少ないと思います。先生と医師の連携は保護者にとって最も想像しにくいかもしれません。先生も小児科医もお互い子どものために活動する専門職ですが，実際に話し合ってみると「うまく伝わらない，何のことを言っているのかわかりにくい」などと感じ，残念な結果になることがあります。先生と医師の違いを知ることによって，よりよい連携が取れると考えます。表25に先生と医師の違いを示します[2]。

先生と医師の連携は，書面，電話，面会などの方法があります。書面での連携は，やりとりする時間が節約できますが，一方的な情報提供になったり，文面のみでは真意や微妙なニュアンスが伝わりにくかったりするところがあります。それらを防ぐためには，情報提供の後の連絡や連携の方法について

表25 ● 学校の先生と医師の神経発達症の子どもに対する違い（文献[2]をもとに作成）

	学校の先生	医師（神経発達症を専門）
問題となる生徒	他にもたくさんいる（集団の中の一人）	受診した子どものみ（個人）
専門分野	医学的知識の不足	教育現場のことを知らない
神経発達症に対して	必ずしも専門とは限らない	専門
限局性学習症（SLD）の捉え方	学習が苦手と認識（知能の評価無）	読み書き計算に困難（知能の評価済）
SLDに対する対応	学習方法等の課題解決を医療にも求める	診断がメイン（アドバイスも）
発達性協調運動症（DCD）の認知度	知らない（ASD, ADHD, SLDは知っている）	知っている（専門でないことがある）
本人への対応	担任「個人だけではなく学校組織（支援学級担任，学年主任，教頭，校長等）」で対応	医師「個人」で対応
	特別の個別の対応は難しいクラス運営の枠組みの中での対応	個別の対応を提案
保護者との関係	ケースバイケース家庭訪問の機会がある	作りやすい場合が多い家庭内に通常入らない
子どもの様子観察	日常生活スキル，対人関係，学習態度など学校生活の様々な場面において観察が可能	診察室での様子しかわからない
	同年代の集団における様子観察が可能	家族（親子関係）における様子観察が可能
	朝から夕方までの長い時間での観察毎日の観察	短い診察時間での観察週・月単位の観察
診断	できない（行動などの評価は可能）	できる
薬剤療法	できない	できる
ADHDの薬剤療法の効果の捉え方	元気がなくなった（ときに副作用と判断）	落ち着いた（効果ありと判断）
経過を診ている期間	短期間（基本1年）	長期間（小さい頃から大きくなるまで）
経過の診かた	担任，支援学級担任は変更され断続的	主治医は同じで継続的

も書面に書いておくとよいと考えます[3]。

　連携のコツは，「連携の取りやすさ」「途切れない連携」「顔の見える連携」のシステムと事業とキーパーソンづくりです[2),4)]。ただし，先生と医師の双方が忙しい中，誰が中心となってシステムづくりをするのかという問題があります。また，スムーズな連携には，

- ・専門用語や知識の共通理解
- ・目標の一致

・お互いの職務や文化や価値観をよく知り尊重する

・役割分担を明確にする

・個人情報に関する認識を統一する

・お互いメリットが感じられる連携をする

などがポイントとなります[4),5)]。

　連携のシステム・制度を構築するために，医療側では「教育現場と連携するためのガイドライン」「医療知識を持つ連携の専門職の養成」「文部科学省と日本医師会が連携を統括し，小児科関連学会が専門性に応じた役割を果たすようなシステム」「学校との連携で診療点数を算定できるように」「教育関係者に現場の実情と医療へのニーズの調査をしてほしい」等を要望する声がありました[4)]。

　神経発達症で困っている子どもたちのためにも，学校の先生と医師の双方にとって有益な連携システムが日本全国に構築されることを期待しています。

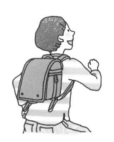

第**11**章

さらにその後

環境調整，心理社会的治療，薬剤療法，カウン
セリング，受験，精神症状

　神経発達症は，様々な環境調整，心理社会的治療，支援，療育，さらに必
要であれば薬剤療法によって生活上の困難が改善されると，今までよりも穏
やかな学校生活，家庭生活を送ることが可能となります。いったん生活上の
困難さが改善されてからも，成長と生活状況に合わせて，環境調整，カウン
セリング，支援，薬剤療法等の方法を調整していくことが必要です。必要が
少なくなれば，現在の状況に応じて薬剤療法の調整などを行うこと，また，
受験に関してディスレクシアによる配慮が必要であれば，そのサポートをし
たり支援を要請することなどが求められます。さらに，年齢が高くなると精
神症状などを認めやすくなることもあります。個人によりますが，ゆくゆく
は，どの年齢まで小児科で経過を見ていくか，ということに関しても本人と
保護者と医療者で相談していく必要が出てくることがあります。
　最後に，初診から5〜6カ月以降のAさんの経過を紹介します。

Aさんの様子…その後の経過（初診から5〜6カ月以降）

　「読み書きの問題」に関しては，読み書きの訓練などの効果もあり，
前ほどは読み書きに負荷がかからないようにはなってきました。
　「ADHD」に関しては，薬剤療法の効果が出て，「文字を書くことに
関しても少しやる気が出ている」「忘れ物の頻度も減った」「授業でも先
生の説明が頭の中にしっかりと入ってくるようになった」との本人の感
想がありました。幸い，懸念された副作用もなく，このままある程度の

期間，継続することとなりました。

「DCD」に関しては，大きく変わりはないですが，ADHDに対する薬剤療法の影響もあり，「前よりも整った字が書けるようになった」との感想を保護者と学校の先生の両者が持たれました。

「チック症」に関しては，ほとんど見られなくなりました。アトモキセチン（ATX）はチック症に効果があることも報告されています[1]。さらに，読み書きに関する負荷が軽減されたこともチックが見られなくなった理由のひとつかもしれないと説明しました。

「POTS（体位性頻脈症候群）」に関しては，薬剤療法（メトリジン）も少し効果があり，朝起きることができなくて学校に行けないということはなくなりました。

不登校気味であった傾向も今ではほとんどなくなり，学校にほぼ行けるようになりました。その理由として，学習や体育の授業の負担が軽減されたこと，睡眠習慣を見直したこと，POTSもある程度軽減されたことが総合的にプラスに作用したことが推定されました。

神経発達症の診療のすべてがこのようにうまくいくとは限りません。ただ，神経発達症で困っているお子さんが日々大きな困難を感じることなく，穏やかに過ごせるような手助けができればと思い，診療を続けています。

医療で対応できることは限られており，いろいろな分野の方々との連携が大切です。その中でも一番の核となるのは，やはり「親子の連携」「親子の絆」なのです。その親子の絆を構築するための鍵となるのは「親子関係」です。

小児科の発達の専門外来には，お子さんと保護者が一緒に受診されます。その際に，垣間見られる親子関係をより良好な関係に導く神経発達症の診療をしていくことができれば幸いだと考えています。

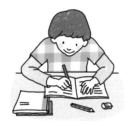

文 献

【第1章】

1) 船曳康子 (2018) MSPA (発達障害の要支援度評価尺度) の理解と活用. 勁草書房.

【第2章】

1) 船曳康子 (2018) MSPA (発達障害の要支援度評価尺度) の理解と活用. 勁草書房.
2) デュポール, G. J.・パワー, T. J.・アナストポウロス, A. D.・リード, R. (著), 市川宏伸・田中康雄・小野和哉 (監訳), 坂本 律 (訳) (2023) 児童期・青年期のADHD評価スケール ADHD-RS-5【DSM-5準拠】――チェックリスト, 標準値とその臨床的解釈. 明石書店.
3) Nakai, A., Miyachi, T., Okada, R., Tani, I., Nakajima, S., Onishi, M., Fujita, C., & Tsujii, M. (2011) Evaluation of the Japanese version of the Developmental Co-ordination Disorder Questionnaire as a screening tool for clumsiness of Japanese children. *Research in Developmental Disabilities*, 32, 1615-1622.

【第3章】

1) Grandgeorge, M. & Masataka, N. (2016) Atypical color preference in children with Autism Spectrum Disorder. *Frontiers in Psychology*, 7, 1976.
2) 柏木 充・鈴木周平 (2009) 問診と微細神経学的徴候による不器用さの簡易判定法について (9歳以上13歳未満での検討)――発達性協調運動障害診断の指標として. 脳と発達, 41, 343-348.
3) 柏木 充 (2022) 協調運動の診察. 玉井 浩 (監修), 若宮英司 (編) 子どもの学びと向き合う 医療スタッフのためのLD診療・支援入門 改訂第2版. 診断と治療社, pp.45-50.

【第4章】

1) Wilson, A. C. (2023) Cognitive profile in autism and ADHD: A meta-analysis of performance on the WAIS-IV and WISC-V. *Archives of Clinical Neuropsychology*. Sep 29: acad073. doi:10.1093/arclin/acad073.
2) Picchietti, D. L. & Stevens, H. E. (2008) Early manifestations of restless legs syndrome in childhood and adolescence. *Sleep medicine*, 9, 770-781.
3) 金村英秋・相原正男 (2021) ADHD / 自閉症スペクトラム症と突発性脳波異常. 臨床神経生理学, 49, 30-36.
4) 下澤伸行 (2015) 副腎白質ジストロフィー. 脳と発達, 47, 117-121.

【第5章】

1) 厚生労働省平成30年度障害者総合福祉推進事業 (2019) 吃音、チック症、読み書き障害、不器用の特性に気づく「チェックリスト」活用マニュアル.
https://www.mhlw.go.jp/content/12200000/000521776.pdf [2024年1月17日閲覧]
2) 小枝達也・関あゆみ (2022) T式ひらがな音読支援の理論と実践. 中山書店.
3) 染矢俊幸・神庭重信・尾崎紀夫・三村 將・村井俊哉・中尾智博 (訳) (2022) 限局性学習症. American Psychiatric Association (原著), 日本精神神経学会 (日本語版用語監修),

高橋三郎・大野　裕（監訳）DSM-5-TR 精神疾患の診断・統計マニュアル. 医学書院, pp.75-83.

4）World Health Organization（2018）ICD-11 International Classification of Diseases 11th Revision.
https://icd.who.int/ [2024年1月17日閲覧]

5）特異的発達障害の臨床診断と治療指針作成に関する研究チーム（編）, 稲垣真澄（編集代表）（2010）特異的発達障害診断・治療のための実践ガイドライン――わかりやすい診断手順と支援の実際. 診断と治療社.

6）高橋知音・三谷絵音（2022）読み書き困難の支援につなげる 大学生の読字・書字アセスメント――読字・書字課題RaWFと読み書き支援ニーズ尺度RaWSN. 金子書房.

7）玉井　浩（監修）, 奥村智人・若宮英司（編著）（2010）学習につまずく子どもの見る力――視力がよいのに見る力が弱い原因とその支援. 明治図書, pp.81-100.

8）畑中マリ（2018）漢字書字障害の要因――身体動作と学習の関連性. 脳と発達, 50, 259-263.

9）近藤武夫（2019）アセスメントに基づくLDのある児童生徒へのICT利用. 一般社団法人 日本LD学会（監修）, 小貫　悟・村山光子・小笠原哲史（編著）LDの「定義」を再考する. 金子書房, pp.69-76.

10）近藤武夫（2016）ICTによる読み書き支援を学校で勧めるために. 柘植雅義（監修）, 近藤武夫（編著）学校でのICT利用による読み書き支援――合理的配慮のための具体的な実践. 金子書房. pp.2-17.

11）岡　牧郎（2021）読み書き障害の臨床. そだちの科学, 37, 15-20.

12）染矢俊幸・神庭重信・尾崎紀夫・三村　將・村井俊哉（2014）限局性学習症 / 限局性学習障害. American Psychiatric Association（原著）, 日本精神神経学会（日本語版用語監修）, 高橋三郎・大野　裕（監訳）DSM-5 精神疾患の診断・統計マニュアル. 医学書院, pp.65-73.

13）Shalev, R. S., Auerbach, J., Manor, O., & Gross-Tsur, V.（2000）Developmental dyscalculia: Prevalence and prognosis. *European Child & Adolescent Psychiatry*, 9, 1158-1164.

14）Moll, K., De Luca, M., Landerl, K., Banfi, C., & Zoccolotti, P.（2021）Editorial: Interpreting the comorbidity of Learning Disorders. *Frontiers in Human Neuroscience*, 15, 811101.

15）Brimo, K., Dinkler, L., Gillberg, C., Lichtenstein, P., Lundström, S., & Åsberg Johnels, J.（2021）The co-occurrence of neurodevelopmental problems in dyslexia. *Dyslexia*, 27, 277-293.

16）若宮英司（2016）自然経過・成人以降. 平岩幹男（総編集）, 岡　明・神尾陽子・小枝達也・金生由紀子（編）データで読み解く発達障害. 中山書店, pp.56-57.

17）大阪府教育庁 教育振興室高等学校課 学事グループ 障がいのある生徒に対する配慮.
http://www.pref.osaka.lg.jp/kotogakko/gakuji-g3/shougai.html [2024年1月17日閲覧]

18）独立行政法人大学入試センター　令和6年度　受験上の配慮案内（PDF形式）.
https://www.dnc.ac.jp/kyotsu/shiken_jouhou/r6/r6_hairyo.html [2024年1月17日閲覧]

19）国立大学法人弘前大学・青森県（監修）（2022）青森県子どもの発達支援ガイドブック.

青森県発達障害者支援センター「ステップ」.
https://www.pref.aomori.lg.jp/soshiki/kenko/syofuku/files/aomorihattatsu_
guide.pdf [2024年3月16日閲覧]

20) 宮地泰士 (2015) 乳幼児健診など小児保健における不器用の把握. チャイルドヘルス, 18, 410-413.

21) 市橋則明 (2014) 運動療法学 —— 障害別アプローチの理論と実際 第2版. 文光堂, pp.325-336.

22) 柏木 充 (2022) 協調運動の診察. 玉井 浩 (監修), 若宮英司 (編) 子どもの学びと向き合う 医療スタッフのためのLD診療・支援入門 改訂第2版. 診断と治療社, pp.45-50.

23) Kashiwagi M. & Tamai H. (2013) Brain mapping of developmental coordination disorder. In, Signorelli F. & Chirchiglia D. (Eds). *Functional Brain Mapping and the Endeavor to Understand the Working Brain*. InTEC, pp.37-60.

24) Gomez, A. & Sirigu, A. (2015) Developmental coordination disorder: Core sensori-motor deficits, neurobiology and etiology. *Neuropsychologia*, 79, 272-287.

25) Nobusako, S., Osumi, M., Furukawa, E., Nakai, A., Maeda, T., & Morioka, S. (2021) Increased visual bias in children with developmental coordination disorder: Evidence from a visual-tactile temporal order judgment task. *Human Movement Science*, 75, 102743.

26) Bair, W. N., Kiemel, T., Jeka, J. J., & Clark, J. E. (2012) Development of multisensory reweighting is impaired for quiet stance control in children with developmental coordination disorder (DCD). *PLOS ONE*, 7, e40932.

27) Coetzee, D. & Pienaar, A. E. (2013) The effect of visual therapy on the ocular motor control of seven- to eight-year-old children with developmental coordination disorder (DCD). *Research in Developmental Disabilities*, 34, 4073-4084.

28) Nobusako, S., Wen, W., Osumi, M., Nakai, A., & Morioka, S. (2023) Action-outcome regularity perceptual sensitivity in children with Developmental Coordination Disorder. *Journal of Autism and Developmental Disorders*, 10.1007/s10803-023-06144-x. Advance online publication.

29) Adams, I. L., Lust, J. M., Wilson, P. H., & Steenbergen, B. (2014) Compromised motor control in children with DCD: A deficit in the internal model?-A systematic review. *Neuroscience and Biobehavioral Reviews*, 47, 225-244.

30) Barhoun, P., Fuelscher, I., Kothe, E. J., He, J. L., Youssef, G. J., Enticott, P. G., Williams, J., & Hyde, C. (2019) Motor imagery in children with DCD: A systematic and meta-analytic review of hand-rotation task performance. *Neuroscience and Biobehavioral Reviews*, 99, 282-297.

31) Lust, J. M., van Schie, H. T., Wilson, P. H., van der Helden, J., Pelzer, B., & Steenbergen, B. (2019) Activation of mirror neuron regions is altered in Developmental Coordination Disorder (DCD): Neurophysiological evidence using an action observation paradigm. *Frontiers in Human Neuroscience*, 13, 232.

32) Pranjić, M., Hashemi, N., Arnett, A. B., & Thaut, M. H. (2023) Auditory-percep-

tual and auditory-motor timing abilities in children with Developmental Coordination Disorder: A scoping review. *Brain Sciences*, 13, 729.

33) Raynor, A. J. (2001) Strength, power, and coactivation in children with developmental coordination disorder. *Developmental Medicine and Child Neurology*, 43, 676-684.

34) 染矢俊幸・神庭重信・尾崎紀夫・三村　將・村井俊哉・中尾智博 (訳) (2023) 発達性協調運動症. American Psychiatric Association (原著), 日本精神神経学会 (日本語版用語監修), 高橋三郎・大野裕 (監訳) DSM-5-TR 精神疾患の診断・統計マニュアル. 医学書院, pp.84-87.

35) 福岡地区小児科医会　乳幼児保健委員会 (編) (2019) 乳幼児健診マニュアル 第6版. 医学書院.

36) 小枝達也 (編) (2008) 5歳児健診──発達障害の診療・指導エッセンス. 診断と治療社, pp.6-9.

37) Pearsall-Jones, J. G., Piek, J. P., & Levy, F. (2010) Developmental Coordination Disorder and cerebral palsy: Categories or a continuum? *Human Movement Science*, 29, 787-798.

38) Vuijk, P. J., Hartman, E., Scherder, E., & Visscher, C. (2010) Motor performance of children with mild intellectual disability and borderline intellectual functioning. *Journal of Intellectual Disability Research*, 54, 955-965.

39) 平田正吾 (2019) DCDを伴う知的障害児の特性と支援. 辻井正次・宮原資英 (監修), 澤江幸則・増田貴人・七木田敦 (編) 発達性協調運動障害 [DCD]──不器用さのある子どもの理解と支援. 金子書房, pp.141-157.

40) 大城昌平・儀間裕貴 (編) (2018) 子どもの感覚運動機能の発達と支援──発達の科学と理論を支援に生かす. メジカルビュー社, pp.7-141.

41) 浅野大喜 (2012) リハビリテーションのための発達科学入門──身体をもった心の発達. 協同医書出版社, pp.43-76.

42) Clearfield, M. W. (2011) Learning to walk changes infants' social interactions. *Infant behavior & Development*, 34, 15-25.

43) McHale, K. & Cermak, S. A. (1992) Fine motor activities in elementary school: Preliminary findings and provisional implications for children with fine motor problems. *American Journal of Occupational Therapy*, 46, 898-903.

44) Caramia, S., Gill, A., Ohl, A., & Schelly, D. (2020) Fine motor activities in elementary school children: A replication study. *The American Journal of Occupational Therapy*, 74, 7402345010p1-7402345010p7.

45) 柏木　充 (2016) 視覚関連機能, 注意集中, 協調運動が学習に及ぼす影響. 玉井　浩 (監修), 若宮英司 (編) 子どもの学びと向き合う 医療スタッフのためのLD診療・支援入門. 診断と治療社, pp.6-11.

46) 特異的発達障害の臨床診断と治療指針作成に関する研究チーム (編), 稲垣真澄 (編集代表) (2010) 特異的発達障害診断・治療のための実践ガイドライン──わかりやすい診断手順と支援の実際. 診断と治療社, pp.38-41.

47) Przysucha, E. P. & Maraj, B. K. (2014) Inter-limb coordination and control in boys with and without DCD in ball catching. *Acta Psychologica*, 151, 62-73.

48) 杉山文乃・牛木鮎子 (2022) 運動の苦手な子に携わる人に"教え方"を教える. 北　洋輔・

澤江幸則・古荘純一（編）DCD・不器用な子も楽しめるスポーツがある社会のために――運動に悩む子・先生・コーチへのメッセージ. 金子書房, pp.141-150.

49) 塩津裕康（2021）こどもと作戦会議CO-OPアプローチ入門. クリエイツかもがわ.

50) Schoemarker, M. M. & Smits-Engelsman, B. C. M.（2005）Neuromotor task training: A new approach to treat children with DCD. In Sugden, D. & Chambers, M.（Eds）, *Children with Developmental Coordination Disorder*. Wiley, pp.212-227.

51) Blank, R., Barnett, A. L., Cairney, J., Green, D., Kirby, A., Polatajko, H., Rosenblum, S., Smits-Engelsman, B., Sugden, D., Wilson, P., & Vinçon, S.（2019）International clinical practice recommendations on the definition, diagnosis, assessment, intervention, and psychosocial aspects of developmental coordination disorder. *Developmental Medicine and Child Neurology*, 61, 242-285.

52) Miyahara, M., Lagisz, M., Nakagawa, S., & Henderson, S.（2020）Intervention for children with developmental coordination disorder: How robust is our recent evidence? *Child: Care, Health and Development*, 46, 397-406.

53) Miyahara, M., Hillier, S. L., Pridham, L., & Nakagawa, S.（2017）Task-oriented interventions for children with developmental co-ordination disorder. *Cochrane Database of Systematic Reviews*, 7, CD010914.

54) Flapper, B. C., Houwen, S., & Schoemaker, M. M.（2006）Fine motor skills and effects of methylphenidate in children with attention-deficit-hyperactivity disorder and developmental coordination disorder. *Developmental Medicine and Child Neurology*, 48, 165-169.

55) Kaiser, M. L., Schoemaker, M. M., Albaret, J. M., & Geuze, R. H.（2015）What is the evidence of impaired motor skills and motor control among children with attention deficit hyperactivity disorder（ADHD）? Systematic review of the literature. *Research in Developmental Disabilities*, 36C, 338-357.

56) Miller, H. L., Licari, M. K., Bhat, A., Aziz-Zadeh, L. S., Van Damme, T., Fears, N. E., Cermak, S. A., & Tamplain, P. M.（2024）Motor problems in autism: Co-occurrence or feature? *Developmental Medicine and Child Neurology*, 66, 16-22.

57) Goulardins, J. B., Marques, J. C., & De Oliveira, J. A.（2017）Attention deficit hyperactivity disorder and motor impairment. *Perceptual and Motor Skills*, 124, 425-440.

58) Nemmi, F., Cignetti, F., Vaugoyeau, M., Assaiante, C., Chaix, Y., & Péran, P.（2023）Developmental dyslexia, developmental coordination disorder and comorbidity discrimination using multimodal structural and functional neuroimaging. *Cortex*, 160, 43-54.

59) Pranjić, M., Rahman, N., Kamenetskiy, A., Mulligan, K., Pihl, S., & Arnett, A. B.（2023）A systematic review of behavioral and neurobiological profiles associated with coexisting attention-deficit/hyperactivity disorder and developmental coordination disorder. *Neuroscience and Biobehavioral Reviews*, 153, 105389.

60) Miller, H. L., Licari, M. K., Bhat, A., Aziz-Zadeh, L. S., Van Damme, T., Fears, N. E.,

Cermak, S. A., & Tamplain, P. M. (2024) Motor problems in autism: Co-occurrence or feature? *Developmental Medicine and Child Neurology*, 66, 16-22.

61) Kadesjö, B. & Gillberg, C. (1998) Attention deficits and clumsiness in Swedish 7-year-old children. *Developmental Medicine and Child Neurology*, 40, 796-804.

62) Sonuga-Barke, E., Bitsakou, P., & Thompson, M. (2010) Beyond the dual pathway model: Evidence for the dissociation of timing, inhibitory, and delay-related impairments in attention-deficit/hyperactivity disorder. *Journal of the American Academy of Child and Adolescent Psychiatry*, 49, 345-355.

63) 田中康雄 (2001) ADHDの明日に向かって――認めあい・支えあい・赦しあうネットワークをめざして. 星和書店, pp.88-95.

64) 土田玲子 (監修), 石井孝弘・岡本武己 (編) (2013) 感覚統合Q&A――子どもの理解と援助のために 改訂第2版. 協同医書出版社, p.25.

65) 染矢俊幸・神庭重信・尾崎紀夫・三村 將・村井俊哉・中尾智博 (訳) (2023) 注意欠如多動症. American Psychiatric Association (原著), 日本精神神経学会 (日本語版用語監修), 高橋三郎・大野 裕 (監訳) DSM-5-TR 精神疾患の診断・統計マニュアル. 医学書院, pp.66-74.

66) Lock, T. M., Worley, K. A., & Wolraich, M. L. (2008) Attention-Deficit/Hyperactivity Disorder. In Wolraich, M. L., Drotar, D. D., Dworkin, P. H., & Perrin, E. C. (Eds.), *Developmental-Behavioral Pediatrics*: *Evidence and Practice*. Mosby, pp.579-601.

67) バークレー, R. A. (著), 山田 寛 (監修), 海輪由香子 (訳) (2000) バークレー先生のADHDのすべて. ヴォイス, pp.254-267.

68) 井上雅彦 (2006) ADHDと環境調整. そだちの科学, 6, 62-66.

69) 森 孝一 (2002) ADHDサポートの基本. 森 孝一 (編著) ADHDサポートガイド――わかりやすい指導のコツ. 明治図書, pp.28-40.

70) ADHDの診断・治療指針に関する研究会・齊藤万比古・飯田順三 (編) (2022) 注意欠如・多動症―ADHD―の診断・治療ガイドライン 第5版. じほう, pp.293-299.

71) ADHDの診断・治療方針に関する研究会・齊藤万比古 (編) (2016) 注意欠如・多動症―ADHD―の診断・治療ガイドライン 第4版. じほう, pp.275-279.

72) Kollins, S. H., DeLoss, D. J., Cañadas, E., Lutz, J., Findling, R. L., Keefe, R. S. E., Epstein, J. N., Cutler, A. J., & Faraone, S. V. (2020) A novel digital intervention for actively reducing severity of paediatric ADHD (STARS-ADHD) : A randomised controlled trial. *The Lancet Digital Health*, 2, e168-e178.

73) Dakwar-Kawar, O., Mairon, N., Hochman, S., Berger, I., Cohen Kadosh, R., & Nahum, M. (2023) Transcranial random noise stimulation combined with cognitive training for treating ADHD: A randomized, sham-controlled clinical trial. *Translational Psychiatry*, 13, 271.

74) Soma, Y., Nakamura, K., Oyama, M., Tsuchiya, Y., & Yamamoto, M. (2009) Prevalence of attention-deficit/hyperactivity disorder (ADHD) symptoms in preschool children: Discrepancy between parent and teacher evaluations. *Environmental Health and Preventive Medicine*, 14, 150-154.

75) Nomura, K., Okada, K., Noujima, Y., Kojima, S., Mori, Y., Amano, M., Ogura, M.,

Hatagaki, C., Shibata, Y., & Fukumoto, R. (2014) A clinical study of atten tion-deficit/hyperactivity disorder in preschool children: Prevalence and differ ential diagnoses. *Brain & Development*, 36, 778-785.

76) 齊藤万比古・飯田順三・宮島 祐 (2020) ADHDクロストーク. 中外医学社, pp.54-56.

77) 中村和彦・大西将史・内山 敏・竹林淳和・二宮貴至・鈴木勝昭・辻井正次・森 則夫 (2013) おとなのADHDの疫学調査. 精神科治療学, 28, 155-162.

78) 金生由紀子 (2022) ADHDの併存症 ——不安, うつ, Tourette症. 脳と発達, 54, 161-164.

79) ADHDの診断・治療方針に関する研究会・齊藤万比古・飯田順三 (編) (2022) 注意欠如・多動症—ADHD—の診断・治療ガイドライン 第5版. じほう, p.172.

80) Willcutt, E. G. & Pennington, B. F. (2000) Comorbidity of reading disability and attention-deficit/hyperactivity disorder: Differences by gender and sub type. *Journal of Learning Disabilities*, 33, 179-191.

81) Cherkasova, M. V., Roy, A., Molina, B. S. G., Scott, G., Weiss, G., Barkley, R. A., Biederman, J., Uchida, M., Hinshaw, S. P., Owens, E. B., & Hechtman, L. (2022) Review: Adult outcome as seen through controlled prospective follow-up stud ies of children with Attention-Deficit/Hyperactivity Disorder followed into adulthood. *Journal of the American Academy of Child and Adolescent Psychi atry*, 61, 378-391.

82) 厚生労働省平成30年度障害者総合福祉推進事業 (2019) 吃音、チック症、読み書き障害、不器用の特性に気づく「チェックリスト」活用マニュアル. https://www.mhlw.go.jp/content/12200000/000521776.pdf [2024年1月17日閲覧]

83) 染矢俊幸・神庭重信・尾崎紀夫・三村 將・村井俊哉・中尾智博 (訳) (2023) チック症群. American Psychiatric Association (原著), 日本精神神経学会 (日本語版用語監修), 高橋三郎・大野 裕 (監訳) DSM-5-TR 精神疾患の診断・統計マニュアル. 医学書院, pp.91-96.

84) 融 道男・中根允文・小見山実・岡崎祐士・大久保善朗 (監訳) (2005) チック障害. ICD - 10 精神および行動の障害——臨床記述と診断ガイドライン. 医学書院, pp.290-292.

85) Hirschtritt, M. E., Lee, P. C., Pauls, D. L., Dion, Y., Grados, M. A., Illmann, C., King, R. A., Sandor, P., McMahon, W. M., Lyon, G. J., Cath, D. C., Kurlan, R., Robertson, M. M., Osiecki, L., Scharf, J. M., Mathews, C. A.; Tourette Syndrome Association International Consortium for Genetics (2015) Lifetime preva lence, age of risk, and genetic relationships of comorbid psychiatric disorders in Tourette syndrome. *JAMA Psychiatry*, 72, 325-333.

86) Burd, L., Freeman, R. D., Klug, M. G., & Kerbeshian, J. (2005) Tourette Syn drome and learning disabilities. *BMC Pediatrics*, 5, 34.

87) Burd, L., Li, Q., Kerbeshian, J., Klug, M. G., & Freeman, R. D. (2009) Tourette syndrome and comorbid pervasive developmental disorders. *Journal of Child Neurology*, 24, 170-175.

88) Hassan, N. & Cavanna, A. E. (2012) The prognosis of Tourette syndrome: Im plications for clinical practice. *Functional Neurology*, 27, 23-27.

89) Bloch, M. H. & Leckman, J. F. (2009) Clinical course of Tourette syndrome.

Journal of Psychosomatic Research, 67, 497-501.

90）神尾陽子 (2023) ASD. 榊原洋一・神尾陽子 (編著) 発達障害の診断と治療 ADHDと ASD. 診断と治療社, pp.113-234.

91）大藪　泰 (2020) 共同注意の発達――情動・認知・関係. 新曜社.

92）大藪　泰 (2019) 共同注意という子育て環境. 早稲田大学総合人文科学研究センター研究 誌, 7, 85-103.

93）星野仁彦 (2016) 自閉スペクトラム症 (重症, 小児). 臨床精神医学, 45, 70-72.

94）青木省三 (2022) 自閉スペクトラムのパーソナリティ. 本田秀夫 (監修) 大島郁葉 (編) おと なの自閉スペクトラム――メンタルヘルスガイド. 金剛出版, pp.18-26.

95）染矢俊幸・神庭重信・尾崎紀夫・三村　將・村井俊哉・中尾智博 (訳) (2023) 自閉スペク トラム症. American Psychiatric Association (原著), 日本精神神経学会 (日本語版用 語監修), 高橋三郎・大野　裕 (監訳) DSM-5-TR 精神疾患の診断・統計マニュアル. 医学 書院, pp.54-65.

96）蜂矢百合子 (2020) 女性のASDと女性のASDに併存する精神症状, 医療ニーズ, 慢性疼 痛. 精神医学, 62, 977-984.

97）厚生労働省 (2014) 第3回障害児支援の在り方に関する検討会 資料1 一般社団法人全 国児童発達支援協議会提出資料 https://www.mhlw.go.jp/stf/shingi/0000043704.html [2024年3月4日閲覧]

98）Haraguchi, H., Yamaguchi, H., Miyake, A., Tachibana, Y., Stickley, A., Horigu-chi, M., Inoue, M., Noro, F., & Kamio, Y. (2020) One-year outcomes of low-in-tensity behavioral interventions among Japanese preschoolers with autism spectrum disorders: Community-based study. *Research in Autism Spectrum Disorders*, 76, 101556.

99）Zwaigenbaum, L., Bauman, M. L., Choueiri, R., Kasari, C., Carter, A., Gran-peesheh, D., Mailloux, Z., Smith Roley, S., Wagner, S., Fein, D., Pierce, K., Buie, T., Davis, P. A., Newschaffer, C., Robins, D., Wetherby, A., Stone, W. L., Yirmiya, N., Estes, A., Hansen, R. L., McPartland J. C., & Natowicz, M. R. (2015) Early in-tervention for children with Autism Spectrum Disorder under 3 years of age: Recommendations for practice and research. *Pediatrics*, 136 Suppl 1, S60-S81.

100）Tachibana, Y., Miyazaki, C., Mikami, M., Ota, E., Mori, R., Hwang, Y., Terasaka, A., Kobayashi, E., & Kamio, Y. (2018) Meta-analyses of individual versus group interventions for pre-school children with autism spectrum disorder (ASD). *PLOS ONE*, 13, e0196272.

101）一般社団法人 日本発達障害ネットワーク JDDnet 事業委員会 (2020) ペアレント・ト レーニング実践ガイドブック. https://www.mhlw.go.jp/content/12200000/000653549.pdf [2024年1月17日閲 覧]

102）鷲見　聡・宮地泰士・谷合弘子・石川道子 (2006) 名古屋市西部における広汎性発達障 害の有病率――療育センター受診児数からの推定値. 小児の精神と神経, 46, 57-60.

103）Nishimura, T., Takei, N., & Tsuchiya, K. J. (2019) Neurodevelopmental trajec-tory during infancy and diagnosis of Autism Spectrum Disorder as an outcome at 32 months of age. *Epidemiology*, 30 Suppl 1, S9-S14.

104）Saito, M., Hirota, T., Sakamoto, Y., Adachi, M., Takahashi, M., Osato-Kaneda,

A., Kim, Y. S., Leventhal, B., Shui, A., Kato, S., & Nakamura, K. (2020) Prevalence and cumulative incidence of autism spectrum disorders and the patterns of co-occurring neurodevelopmental disorders in a total population sample of 5-year-old children. *Molecular Autism*, 11, 35.

105) Sasayama, D., Kuge, R., Toibana, Y., & Honda, H. (2021) Trends in Autism Spectrum Disorder diagnoses in Japan, 2009 to 2019. *JAMA Network Open*, 4, e219234.

106) Hossain, M. M., Khan, N., Sultana, A., Ma, P., McKyer, E. L. J., Ahmed, H. U., & Purohit, N. (2020) Prevalence of comorbid psychiatric disorders among people with autism spectrum disorder: An umbrella review of systematic reviews and meta-analyses. *Psychiatry Research*, 287, 112922.

107) Green, D., Charman, T., Pickles, A., Chandler, S., Loucas, T., Simonoff, E., & Baird, G. (2009) Impairment in movement skills of children with autistic spectrum disorders. *Developmental Medicine and Child Neurology*, 51, 311-316.

108) Watanabe, D. & Watanabe, T. (2023) Distinct frontoparietal brain dynamics underlying the co-occurrence of Autism and ADHD. *eNeuro*, 10, ENEURO.0146-23.2023.

109) Eigsti, I. M., Fein, D., & Larson, C. (2023) Editorial perspective: Another look at 'optimal outcome' in autism spectrum disorder. *Journal of Child Psychology and Psychiatry, and Allied Disciplines*, 64, 332-334.

110) Shenouda, J., Barrett, E., Davidow, A. L., Sidwell, K., Lescott, C., Halperin, W., Silenzio, V. M. B., & Zahorodny, W. (2023) Prevalence and disparities in the detection of autism without intellectual disability. *Pediatrics*, 151, e2022056594.

111) 大久保俊輝 (2022) わが子が「学校に行きたくない」と言ったら——不登校解決レシピ. モラロジー道徳教育財団.

112) 小枝達也 (2007) 軽度発達障害児について. 小児保健研究, 66, 733-738.

113) 原 仁 (2002) 軽度MR. 小枝達也 (編著), 加我牧子・杉山登志郎・橋本俊顕・原 仁・宮本信也 (著) ADHD, LD, HFPDD, 軽度MR児保健指導マニュアル——ちょっと気になる子どもたちへの贈りもの. 診断と治療社, pp.27-32.

114) 染矢俊幸・神庭重信・尾崎紀夫・三村 將・村井俊哉・中尾智博 (訳) (2023) 知的発達症群. American Psychiatric Association (原著), 日本精神神経学会 (日本語版用語監修), 高橋三郎・大野 裕 (監訳) DSM-5-TR 精神疾患の診断・統計マニュアル. 医学書院, pp.37-44.

115) 平田正吾・奥住秀之 (2022) 知的障害概念についてのノート (1) ——近年における定義の変化について. 東京学芸大学教育実践研究, 18, 149-153.

116) 内山登紀夫 (2021) 現在の知的障害に関する国際的な診断基準と、最近の知的障害概念の検討. 令和2年度 厚生労働科学研究費補助金 (障害者政策総合研究事業) 分担研究報告書, pp.21-31.

117) 本田秀夫 (2014) 知的能力障害群, コミュニケーション症群 / コミュニケーション障害群. 神庭重信 (総編集), 神尾陽子 (編) DSM-5を読み解く 1神経発達症群, 食行動障害および摂食障害群, 排泄症群, 秩序破壊的・衝動制御・素行症群, 自殺関連——伝統的精神病理, DSM-IV, ICD-10をふまえた新時代の精神科診断. 中山書店, pp.56-67.

118）World Health Organization（2018）ICD-11 International Classification of Diseases 11th Revision.
https://icd.who.int/［2024年1月17日閲覧］

119）高橋三郎・染矢俊幸・大野 裕（訳）（2003）精神遅滞. American Psychiatric Association（原著）DSM-IV-TR 精神疾患の診断・統計マニュアル. 医学書院, pp.57-64.

120）平田正吾・奥住秀之（2023）知的障害概念についてのノート（2）──境界知能の現在.
東京学芸大学教育実践研究, 19, 99-102.

121）太田俊己・金子 健・原 仁・湯汲英史・沼田千妤子（共訳）（2012）知的障害──定義、分類および支援体系 第11版. 日本発達障害福祉連盟.

【第6章】

1）館農 勝（2023）発達障害×子どものインターネット依存. 治療, 105, 984-988.

2）Yamamoto N, Morimoto Y, Kinoshita H, Kumazaki H, Honda S, Iwanaga R, Imamura A, & Ozawa H.（2022）Game-related behaviors among children and adolescents after school closure during the COVID-19 pandemic: A cross-sectional study. *Psychiatry and Clinical Neurosciences Reports*, 1.

3）ゲーム依存相談対応マニュアル作成委員会（2022）ゲーム依存相談対応マニュアル.
https://kurihama.hosp.go.jp/research/pdf/tool_book_gaming.pdf［2024年1月22日閲覧］

4）So, R., Makino, K., Fujiwara, M., Hirota, T., Ohcho, K., Ikeda, S., Tsubouchi, S., & Inagaki, M.（2017）The prevalence of internet addiction among a Japanese adolescent psychiatric clinic sample with Autism Spectrum Disorder and/or Attention-Deficit Hyperactivity Disorder: A cross-sectional study. *Journal of Autism and Developmental Disorders*, 47, 2217-2224.

5）関 正樹・菱田智也・吉川 徹・高岡 健（2021）発達障害におけるインターネット依存度の調査──ゲームジャンルとの関連から. 児童青年精神医学とその近接領域, 62, 365-384.

6）Şalvarlı Ş. İ. & Griffiths M. D.（2022）The association between Internet Gaming Disorder and impulsivity: A systematic review of literature. *International Journal of Mental Health and Addiction*, 20, 92-118.

7）Masi, L., Abadie, P., Herba, C., Emond, M., Gingras, M. P., & Amor, L. B.（2021）Video games in ADHD and non-ADHD children: Modalities of use and association with ADHD symptoms. *Frontiers in Pediatrics*, 9, 632272.

8）Tateno, M., Matsuzaki, T., Takano, A., & Higuchi, S.（2022）Increasing important roles of child and adolescent psychiatrists in the treatment of gaming disorder: Current status in Japan. *Frontiers in Psychiatry*, 13, 995665.

9）Liau, A. K., Choo, H., Li, D., Gentile, D. A., Sim, T., & Khoo, A.（2015）Pathological video-gaming among youth: A prospective study examining dynamic protective factors. *Addiction Research & Theory*, 23, 301-308.

10）Nakayama, H., Matsuzaki, T., Mihara, S., Kitayuguchi, T., & Higuchi, S.（2020）Relationship between problematic gaming and age at the onset of habitual gaming. *Pediatrics International*, 62, 1275-1281.

11）竹内和雄（2014）スマホチルドレン対応マニュアル──「依存」「炎上」これで防ぐ！ 中央

公論新社.

12) 吉川　徹 (2023) 発達障害とゲームの関係性——ゲームが好きな子どもの世界に近づくために. そだちの科学, 40, 2-10.

13) 松本俊彦 (2019) 人はなぜ依存症になるのか——依存症と環境・社会. 日本社会精神医学会雑誌, 28, 44-49.

14) Khantzian, E. J. & Albanese, M. J. (2008) *Understanding Addiction as Self Medication: Finding Hope Behind The Pain*. Rowman & Littlefield. [松本俊彦 (訳) (2013) 人はなぜ依存症になるのか——自己治療としてのアディクション. 星和書店.]

15) 田中康雄 (2023) ゲームをさせたくないと思う保護者と向きあう. そだちの科学, 40, 77-81.

16) Gentile, D. A., Choo, H., Liau, A., Sim, T., Li, D., Fung, D., & Khoo, A. (2011) Pathological video game use among youths: A two-year longitudinal study. *Pediatrics*, 127, e319-e329.

17) Dahl, D. & Bergmark, K. H. (2020) Persistence in problematic internet use: A systematic review and meta-analysis. *Frontiers in Sociology*, 5, 30.

18) 柳橋達彦 (2023) 子どもがオンラインゲームから卒業する時. そだちの科学, 40, 87-89.

19) 大川匡子・駒田陽子 (2015) 子どもの睡眠の発達、メカニズム. 大川匡子 (編著) 子どものこころの発達を知るシリーズ　睡眠障害の子どもたち——子どもの脳と体を育てる睡眠学. 合同出版, pp.12-28.

20) 原　浩貴・兵　行義 (2023) 小児睡眠障害の疫学と学校での睡眠検診. 睡眠医療, 17, 167-172.

21) Mindell, J. A. & Meltzer, L. J. (2008) Behavioural sleep disorders in children and adolescents. *Annals of the Academy of Medicine, Singapore*, 37, 722-728.

22) Kaneita, Y., Ohida, T., Osaki, Y., Tanihata, T., Minowa, M., Suzuki, K., Wada, K., Kanda, H., & Hayashi, K. (2006) Insomnia among Japanese adolescents: A nationwide representative survey. *Sleep*, 29, 1543-1550.

23) Singh, K. & Zimmerman, A. W. (2015) Sleep in Autism Spectrum Disorder and Attention Deficit Hyperactivity Disorder. *Seminars in Pediatric Neurology*, 22, 113-125.

24) Sung, V., Hiscock, H., Sciberras, E., & Efron, D. (2008) Sleep problems in children with attention-deficit/hyperactivity disorder: Prevalence and the effect on the child and family. *Archives of Pediatrics & Adolescent Medicine*, 162, 336-342.

25) Reynolds, A. M. & Malow, B. A. (2011) Sleep and Autism Spectrum Disorders. *Pediatric Clinics of North America*, 58, 685-698.

26) Carmassi, C., Palagini, L., Caruso, D., Masci, I., Nobili, L., Vita, A., & Dell'Osso, L. (2019) Systematic review of sleep disturbances and circadian sleep desynchronization in Autism Spectrum Disorder: Toward an integrative model of a self-reinforcing loop. *Frontiers in Psychiatry*, 10, 366.

27) Nguyen, A. K. D., Murphy, L. E., Kocak, M., Tylavsky, F. A., & Pagani, L. S. (2018) Prospective associations between infant sleep at 12 months and Autism Spectrum Disorder screening scores at 24 months in a community-based birth cohort. *Journal of Clinical Psychiatry*, 79, 16m11127.

28) Samanta, P., Mishra, D. P., Panigrahi, A., Mishra, J., Senapati, L. K., & Ravan, J. R. (2020) Sleep disturbances and associated factors among 2-6-year-old male children with autism in Bhubaneswar, India. *Sleep Medicine*, 67, 77-82.

29) Gooley, J. J., Chamberlain, K., Smith, K. A., Khalsa, S. B., Rajaratnam, S. M., Van Reen, E., Zeitzer, J. M., Czeisler, C. A., & Lockley, S. W. (2011) Exposure to room light before bedtime suppresses melatonin onset and shortens melatonin duration in humans. *Journal of Clinical Endocrinology and Metabolism*, 96, E463-E472.

30) 澁谷郁彦・永光信一郎 (2010) ODの発症頻度と近年の増加. 五十嵐隆 (総編集), 田中英高 (専門編集) 小児科臨床ピクシス 13 起立性調節障害. 中山書店, pp.6-7.

31) 藤井智香子・岡田あゆみ・鶴丸靖子・赤木朋子・重安良恵・山下美保・椋原彰子・堀内真希子・塚原宏一 (2020) 起立性調節障害者の背景因子についての検討. 子どもの心とからだ, 28, 426-432.

32) 日本小児心身医学会 (編) (2015) 小児起立性調節障害診断・治療ガイドライン. 小児心身医学会ガイドライン集――日常診療に活かす5つのガイドライン 改訂第2版. 南江堂, pp.25-85.

33) 日本小児心身医学会 (編) (2009) 小児起立性調節障害診断・治療ガイドライン. 小児心身医学会ガイドライン集――日常診療に活かす4つのガイドライン. 南江堂, pp.1-54.

34) 田中英高 (2003) 不定愁訴と心身症. 日本小児科学会雑誌, 107, 882-892.

35) 梶浦 貢 (2018) 起立性調節障害. 日本小児心身医学会 (編) 初学者のための小児心身医学テキスト. 南江堂, pp.142-152.

36) 田尾千由紀 (2010) 保護者の立場から希望すること. 五十嵐隆 (総編集), 田中英高 (専門編集) 小児科臨床ピクシス 13 起立性調節障害. 中山書店, pp.110-111.

37) 鈴木幸雄・内山 聖 (1987) 起立性調節障害 (O.D.) の長期予後. 自律神経, 24, 513-517.

38) 文部科学省 (2021) 令和2年度 児童生徒の問題行動・不登校等生徒指導上の諸課題に関する調査結果.
https://www.mext.go.jp/a_menu/shotou/seitoshidou/1302902.htm [2024年3月6日閲覧]

39) 文部科学省 (2023) 令和4年度 児童生徒の問題行動・不登校等生徒指導上の諸課題に関する調査結果.
https://www.mext.go.jp/a_menu/shotou/seitoshidou/1302902.htm [2024年1月22日閲覧]

40) 鈴木菜生・岡山亜貴恵・大日向純子・佐々木彰・松本直也・黒田真実・荒木章子・高橋 悟・東 寛 (2017) 不登校と発達障害――不登校児の背景と転帰に関する検討. 脳と発達, 49, 255-259.

41) 山田裕一 (2023) 発達障害・不登校という現象から, 教育の本来的役割について再考する――生涯学習時代における本人を中心としたスクールソーシャルワーカー・カウンセラー・教員の協働のあり方. 発達精神医学研究所紀要, 8, 108-119.

42) 岡田 剛 (2020) 一般小児科外来における不登校診療. 小児内科, 52, 772-775.

43) 石井志昂 (2023) 学校に行きたくないと子どもが言ったとき, 周囲の大人ができること. 発達精神医学研究所紀要, 8, 2-15.

44) 柳本嘉時 (2018) 不登校. 日本小児心身医学会 (編) 初学者のための小児心身医学テキス

ト. 南江堂, pp.282-290.

45) 沢井 稔 (2013) 不登校-登校刺激について. 小児内科, 45, 1180-1181.

46) 田中康雄 (2006) 軽度発達障害のある子のライフサイクルに合わせた理解と対応——「仮に」理解して、「実際に」支援するために. 学研プラス, pp.95-101.

47) 石川瞭子 (2010) 不登校に対する基本的対応. 五十嵐隆平 (総編集), 平岩幹男 (専門編集) 小児科臨床ピクシス 15 不登校・いじめ——その背景とアドバイス. 中山書店, pp.24-29.

48) 文部科学省 (2014) 不登校に関する実態調査——平成18年度不登校生徒に関する追跡調査報告書 (概要版)
https://www.mext.go.jp/a_menu/shotou/seitoshidou/1349956.htm [2024年1月22日閲覧]

【第7章】

1) 船曳康子 (2018) MSPA (発達障害の要支援度評価尺度) の理解と活用. 勁草書房.

2) 船曳康子 (2018) 発達障害の概念. 最新医学別冊 診断と治療のABC130 発達障害, 16-21.

【第8章】

1) Cortese, S., Adamo, N., Del Giovane, C., Mohr-Jensen, C., Hayes, A. J., Carucci, S., Atkinson, L. Z., Tessari, L., Banaschewski, T., Coghill, D., Hollis, C., Simonoff, E., Zuddas, A., Barbui, C., Purgato, M., Steinhausen, H. C., Shokraneh, F., Xia, J., & Cipriani, A. (2018) Comparative efficacy and tolerability of medications for attention-deficit hyperactivity disorder in children, adolescents, and adults: A systematic review and network meta-analysis. *Lancet Psychiatry*, 5, 727-738.

2) 大西 隆・奥瀬正紀・臼井秀夫・津田一宏・小川嘉正・守田和央・藤野明子・小林 巧 (2013) 日本人の注意欠陥 / 多動性障害患者におけるmethylphenidate塩酸塩徐放錠の長期投与時の有効性および安全性——小児期の長期使用に関する特定使用成績調査のまとめ. 臨床精神薬理, 16, 715-728.

3) 山崎裕義・竹綱正典・塚本はるな・高橋梨佳・中村智実 (2017) 日常診療下における小児期の注意欠如 / 多動性障害 (AD/HD) に対するアトモキセチンの安全性および有効性評価——特定使用成績調査の最終解析結果. 小児科臨床, 70, 79-91.

4) 塩野義製薬株式会社 安全管理部 武田薬品工業株式会社 ジャパンメディカルオフィス (2021) インチュニブ錠1mg 3mg 特定使用成績調査 長期使用に関する調査 (小児期)——最終集計報告.

5) Simms, M. D. (2003) Attention-Deficit/Hyperactivity Disorder. Behrman, R. E., Kliegman, R. M., & Jenson, H. B. *Nelson Textbook of Pediatrics, 17th Edition*. Saunders, pp.107-110.

6) Li, Y., Liu, W., Zhu, Y., Liu, X., & Winterstein, A. G. (2017) Determinants of pharmacological treatment initiation and persistence in publicly insured adults with attention-deficit/hyperactivity disorder. *Journal of Clinical Psychopharmacology*, 37, 546-554.

7) Hodgkins, P., Sasané, R., Meijer, W. M. (2011) Pharmacologic treatment of attention-deficit/hyperactivity disorder in children: incidence, prevalence, and

treatment patterns in the Netherlands. *Clinical Therapeutics*, 33, 188-203.

8) Beau-Lejdstrom, R., Douglas, I., Evans, S. J., & Smeeth, L. (2016) Latest trends in ADHD drug prescribing patterns in children in the UK: Prevalence, incidence and persistence, *BMJ Open*, 6, e010508

9) Lachaine, J., Beauchemin, C., Sasane, R., Hodgkins, P. S. (2012) Treatment patterns, adherence, and persistence in ADHD: A Canadian perspective. *Postgraduate Medicine*, 124, 139-48.

10) Okumura, Y., Usami, M., Okada, T., Saito, T., Negoro, H., Tsujii, N., Fujita, J., & Iida, J. (2019) Prevalence, incidence and persistence of ADHD drug use in Japan. *Epidemiology and Psychiatric Sciences*, 28, 692-696.

11) Kazda, L., McGeechan, K., Bell, K., Thomas, R., & Barratt, A. (2022) Association of Attention-Deficit/Hyperactivity Disorder diagnosis with adolescent quality of life. *JAMA Network Open*, 5, e2236364.

12) 根來秀樹 (2023) 注意欠如多動症の児童にADHD治療薬を投与しないリスクをどう判断するのか？ 臨床精神薬理, 26, 1029-1037.

【第10章】

1) 田中康雄 (2022) 環境調整および親ガイダンス. ADHDの診断・治療指針に関する研究会・齊藤万比古・飯田順三 (編) 注意欠如・多動性障害—ADHD—の診断・治療ガイドライン 第5版. じほう, pp.265-267.

2) 小林穂高 (2020) 教育と保育と医療の壁は高くない！？——5歳児健診事業と子ども発達支援センター所属の教員が子ども支援を円滑にする. 小児の精神と神経, 59, 366-372.

3) 牛島洋景 (2022) 学校との連携. ADHDの診断・治療指針に関する研究会・齊藤万比古・飯田順三 (編) 注意欠如・多動性障害—ADHD—の診断・治療ガイドライン 第5版. じほう, pp.267-272.

4) 市河茂樹・山口直人・高田栄子・北井征宏・宮田理英・是松聖悟・星野陸夫・呉 繁夫・平山雅浩・藤枝幹也 (2022)「地域における教育分野との連携」web調査. 日本小児科学会雑誌, 126, 140-145.

5) 市河茂樹 (2021) 教育と医療の連携①——医療の立場から. 市河茂樹 (編) 外来で診る子どもの発達障害——どこまでどのように診るか？ 羊土社, pp.209-216.

【第11章】

1) Allen, A. J., Kurlan, R. M., Gilbert, D. L., Coffey, B. J., Linder, S. L., Lewis, D. W., Winner, P. K., Dunn, D. W., Dure, L. S., Sallee, F. R., Milton, D. R., Mintz, M. I., Ricardi, R. K., Erenberg, G., Layton, L. L., Feldman, P. D., Kelsey, D. K., & Spencer, T. J. (2005) Atomoxetine treatment in children and adolescents with ADHD and comorbid tic disorders. *Neurology*, 65, 1941-1949.

おわりに

　最後まで読んでいただきありがとうございます。神経発達症の診療に従事してきて，現在，「連携」ということが本当に大切であるということをかみしめています。

　最後の第11章でも述べましたが，その連携の最も核となるのは，「親子の連携」，つまり「親子の絆」であると感じています。そうはいっても，なかなか，親子の絆を構築しにくい場合があります。それでもやはり「親子の絆」に勝てるものはないと思います。その親子の絆を構築するための鍵となるのは，「親子関係」です。また，子どもに「寄り添う」ことも重要だと感じています。かわいいわが子ですが，保護者の思うとおりに成長してくれるわけではありません。神経発達症のお子さんの周りには，様々な出来事が起こってきます。その際に，わが子を理解し，寄り添うことができれば，出来事に対する対応も違ってきます。親子の絆だけでは難しい場合には，周りに助けを求めてください。周りに助けてもらいながら，親子の絆を再構築して，また寄り添っていけばよいのだと思います。

　また，神経発達症は，単独ではなく，他の神経発達症が併存していることのほうが多いということもわかっていただけたと思います。ひとつの神経発達症でも様々な大変さ困難さがありますが，さらに別の神経発達症が併存すると大変さ困難さが足し算で加わるのではなく，相乗された大変さ困難さが出現してきます。一つひとつの大変さ困難さを明らかにし，対応していくことが求められます。

　本書は，小児神経科医がカバーしている範囲より少し広い領域の分野についても記載をしました。とはいうものの，本書では触れていないこともたくさんあります。例えば，神経発達症のひとつである「吃音」，また神経発達症に関連する「愛着障害」「感覚過敏・感覚鈍麻」「二次障害」「いじめ」「虐待」「自傷・自殺」「摂食障害」「夜尿」「うつ状態などの精神疾患」「てんかん」「ギフティッド」に関することや，最近報告が増えてきた「大人の発達障害」，

また，「アレルギー」「便秘」「腸内細菌」等も神経発達症との関連が話題となっています。機会があればこれらのことについてもお伝えできればと思っています。

　市中の公立病院に勤める小児神経科医に，このような神経発達症についての本の執筆の企画を持ちかけてくださった金子書房の二階堂はんなさん，天満綾さん，まことにありがとうございます。伝えたいことがたくさんあり，ボリュームが最初の段階よりも大幅に増えましたが，親身になって対応してくださりありがとうございます。

　この本が保護者の方や学校の先生方，また，神経発達症の診療に携わっている方々にとって有益な情報となり，神経発達症のお子さんをよりよく支援することにつながれば幸いです。

　　　　　2024年2月

　　　　　　　　　　　　　　　　　　　　　　　　　　　　柏木　充

●著者紹介

柏木 充（かしわぎ みつる）

市立ひらかた病院小児科部長。医学博士，日本DCD学会理事，子どものこころ専門医・指導医，小児神経専門医・指導医・評議員，日本小児精神神経学会認定医・代議員，小児科専門医・指導医，てんかん専門医・指導医・評議員，日本小児救急学会・代議員。

2000年，大阪医科薬科大学卒業後，同大学，市立ひらかた病院小児科に勤務。大阪医科薬科大学高次脳機能発達総合研究寄付講座助手（准），小児科助教（准）を経て，2015年より現職。博士課程でDCDの脳機能画像研究（fMRI）の研究に従事した。現在，DCDを含め神経発達症（発達障害），てんかん等の小児神経疾患の診療・臨床研究に関わる。

日本小児神経学会ガイドライン統括委員会委員長・ガイドライン統括委員会 システマティックレビュー小委員会委員・ADHD診療ガイドライン策定WG委員・熱性けいれん診療ガイドライン改訂WG委員，日本小児科学会小児救急・集中治療委員会委員，日本小児救急学会雑誌編集委員，日本小児神経学会近畿地方会運営委員，大阪小児てんかん研究会世話人，大阪小児科医会障害児問題検討委員会委員，枚方市支援教育充実審議会委員。

主な著書に，『発達障害事典』（丸善出版，2016年），『子どもの学びと向き合う 医療スタッフのためのLD診療・支援入門［改訂2版］』（診断と治療社，2022年），『小児けいれん・てんかん診療』（中山書店，2022年），『Q&Aでわかる 初心者のための小児のてんかん・けいれん』（中外医学社，2022年），『熱性けいれん（熱性発作）診療ガイドライン2023』（診断と治療社，2023年），『不器用・運動が苦手な子の理解と支援のガイドブック──DCD（発達性協調運動症）入門』（金子書房，2024年）（すべて分担執筆）などがある。

装幀・本文デザイン … 吉村朋子
装画・本文イラスト … ミヤジュンコ

発達が気になる子どもが小児科の専門外来を受診するとき
診察室で行われていること

2024 年 4 月 30 日　初版第 1 刷発行　　　　　　　　〔検印省略〕

著　者　　柏 木　充
発行者　　金 子 紀 子
発行所　　株式会社 金 子 書 房
　　　　　〒112-0012　東京都文京区大塚3－3－7
　　　　　TEL 03（3941）0111（代）　/　FAX 03（3941）0163
　　　　　https://www.kanekoshobo.co.jp
　　　　　振替00180-9-103376

印刷　藤原印刷株式会社　製本　有限会社井上製本所